A Primer for Medical Doctors and Therapists
Kampo Medicine as Scientific Approach

現代医学における漢方製剤の使い方

医家のための東洋医学入門

水嶋 丈雄 著

三和書籍

はじめに

　現代医学においてはいろいろな病気の病態の研究がなされ，また新しい薬や手術が開発されている．しかし，一方でどうしてもうまくいかないケースや病態の把握ができないケースがあるのも事実である．われわれ医家として医療を志したものにはなんとも歯がゆいことがある．また少しでも，病気に苦しむ患者の症状を改善してあげたいと望むのは，医家の本望であろう．そこで，現代医学に足りない部分を漢方製剤が少し補うことができれば，つまり治療の武器がひとつでも増えればと，漢方医学を志す医師が増えてきている．

　しかし漢方を志しても，難解な古典を目の前にして，とても無理と挫折してしまう人が多いのも事実である．科学的な考え方の医学教育を受けてきたものにとっては当然のことであろう．

　そこで科学的な考え方を漢方医学に導入できないか常々考えてきた．その中でたくさんの先達に教えを請いながら，一応の考え方をまとめてみた．現代医学の先生方からは，臨床の科学的データが足りぬと批判を受け，また漢方の先生方からは，漢方の奥義を損ねていると批判を受けているのであるが，あくまでもこれは漢方を導入するときの1つの考え方であると理解していただきたい．もちろんComplex Medicineとしての漢方薬がこのような形で整理できるとは思わない．それは漢方を使っていく中で理解を深めていただきたいのである．くれぐれもこれが漢方の理論のすべてではないと理解していただきたい．

現代医学における漢方製剤の使い方

はじめに
1　現代医学における漢方薬と診断 …………………………… 3
2　漢方における体質診断学 …………………………………… 13
3　表症の漢方 …………………………………………………… 19
4　漢方薬と癌治療 ……………………………………………… 25
5　安保理論と漢方薬 …………………………………………… 31
6　漢方薬の基本Ⅰ ……………………………………………… 33
7　漢方薬の基本Ⅱ ……………………………………………… 63
8　補剤の臨床 …………………………………………………… 73
9　リウマチと漢方薬 …………………………………………… 77
10　半夏グループとうつ症状 …………………………………… 81
11　柴胡グループとTh1 ………………………………………… 85
12　利水剤グループとむくみ …………………………………… 91
13　滋陰剤グループと地黄丸グループ ………………………… 97
14　活血剤グループ ……………………………………………… 101
15　アレルギーと漢方薬 ………………………………………… 109
16　消化器疾患と漢方薬 ………………………………………… 121
17　疼痛疾患と漢方薬 …………………………………………… 125
18　心身医学と漢方薬 …………………………………………… 129
19　呼吸器疾患と漢方薬 ………………………………………… 137
20　循環器疾患と漢方薬 ………………………………………… 141
21　C型肝炎と漢方薬 …………………………………………… 145
22　小児疾患と漢方薬 …………………………………………… 147
23　神経内科疾患と漢方薬 ……………………………………… 149
24　そのほかの漢方薬の用い方 ………………………………… 151
25　まとめ ………………………………………………………… 153
参考文献 …………………………………………………………… 161

1 現代医学における漢方薬と診断

❖**BRM,「証」の把握**

　漢方をひとことでいえば，BRM（Biological Response Modifiers）と抗ウイルス薬である．BRMとは，つまり生体の自律神経・免疫・内分泌を変化させることができる薬剤である．たとえば免疫が低下しているときに，補剤という漢方製剤を用いて免疫を上昇させることができる．また自律神経の状態において交感神経優位にしたり，副交感神経優位にしたりすることもできる．婦人科疾患において女性ホルモンを増加させるのも，各学会発表で明らかである[1]．しかし，BRMであるからこそ，その投与される側の自律神経・免疫・内分泌の状態でその効果が変化するのである．少なくとも漢方を処方する時には生体側の生理状態を把握する必要がある．これをかつての先達たちが苦労してまとめあげたのがいわゆる「証」という言葉である．そこには検査機器がない時代に体の状態や色・臭い・声の大きさなどを聞き分け，また誰でも判断できるように舌や脈・腹の情報を集め，それを帰納して1つの体質を判断したのである．すなわち漢方を用いるにはかならず「証」を把握することが必要である．ついで抗ウイルスの作用がある．これらは外的因子に対する漢方薬と内的因子に対する漢方薬としてまとめられている．

漢方治療

◆漢方治療はBRM（Biological Response Modifiers）
◆生体側の自律神経・免疫・内分泌の状態を知る必要がある
◆古典では舌診・脈診・腹診でそれを推察していた。
　これを「証」という

❖ 舌診

まず漢方診断学について述べてみたい．

最初に舌診から何がわかるのであろうか？

舌は消化管の入り口であるため消化管の状態を知るのに最適である．この消化管の強弱が，実は体質の虚実に関係するのである．また咽喉部のリンパ組織が近いため，ウイルス感染の時などにその反応をいちはやく知ることができる．これは舌の苔に現れる．まず，舌の表面が粗造か否か，舌の表面の舌乳頭が毛羽立っているような状態を粗造として実証のヒントとする．これを老舌【ろうぜつ】という．逆に舌乳頭がまったく見えないようなつるっとした舌を虚証のヒントとする．これを嫩舌【どんぜつ】という．特に色が白くて嫩舌な状態は桂枝湯を使用する目安となるので桂枝舌という．次に舌の苔を見ていただきたい．黄色い苔はウイルス感染や細菌感染となっている時に出現する．また細菌感染がなくても炎症性サイトカインが増加していると黄色い苔となる．もっとも検査しやすいのはIL-6であろう．IL-6が増加すると舌に黄色い苔がつくのである．このような時には漢方でも抗炎症作用のある製剤を用いなければならない．

漢方とは面白いもので，黄色い苔には黄色い名前のつく漢方薬という原則がある．たとえば大黄，これは下剤で有名であるが，炎症性サイトカインを抑制する．そのほかに黄連・黄芩・黄柏などである．黄連解毒湯（No.15）は漢方の抗炎症剤の代表である．次に舌に白い苔がつくという事は，水分バランスの悪さを表している．これを水毒という，つまり細胞外液が増加して病理的水滞を形成しているのである．これは五苓散（No.17）に代表される利水剤という漢方薬を用いる．

利水剤と書いて利尿剤と書かないのには理由がある．利尿剤は消化管の水分と細胞外液を利尿してしまうのに対し，利水剤は消化管の水分を利尿するが細胞外液は増加させてくれるのである．それゆえ漢方薬の利水剤は副作用が少なく，浮腫にも脱水にも使えるのである．妊娠中毒に利水剤である当帰芍薬散を用いるのはこのような理由による．

また逆に舌が乾燥していると細胞外液の不足を意味する．これは津虚【しんきょ】というが，要するに脱水予備軍である．老化すると細胞外液が不足してくることは良く知られている．現代医学では輸液するところであるが，漢方には細胞外液と循環血漿量を増加させる薬剤があるのである．たとえば麦門冬である．麦門冬は内因性コルチゾールを不活性型コルチゾンに分解する

11β-HDS2という酵素を抑制して，体内コルチゾールの濃度を維持し，結果的に細胞外液を増加させる．漢方では体液のことを陰液というため，麦門冬の含まれるグループを滋陰剤という．つまり陰液を潤す作用の漢方薬剤である．老人性のCOPDなどで，夜，布団に入ると咳込む人がいるが，そのような時に滋陰降火湯（No.93）を用いると咳がよく止まってくれる．

さらに，舌の辺縁に歯型がつく場合がある．これは浮腫の初期段階である．この場合は消化管の消化吸収能力が減弱していることを表し，消化吸収機能の自律神経の虚弱という意味で気虚という．補中益気湯（No.41）を用いるが，補中とは消化管つまり中焦を補い，益気つまり自律神経の副交感を刺激して消化管蠕動を強くするという意味である．舌が全体に紫色になっていたり，辺縁に黒っぽい斑点が付いたりすることがある．これは血液循環が悪いという意味で，漢方では瘀血と表現される．血液の粘稠度が高く抗プラスミン活性のある桃仁の含まれた桂枝茯苓丸（No.25）に代表される駆瘀血剤【くおけつざい】を用いる．

舌診

- ◆無　苔：脱水予備軍（津虚）滋陰剤
- ◆白　苔：水分バランスの乱れ（水毒）利水剤
- ◆黄　苔：熱がこもっている（炎症性サイトカイン・IL-6）
　　　　　清熱剤（大黄舌・黄連舌）
- ◆暗赤色：末梢血液循環の乱れ（血）
- ◆歯　型：浮腫傾向（気虚）補気剤
- ◆桂枝舌：つるっとした白い舌（嫩舌）

❖ 脈診

次に，脈診である．

脈診からは何がわかるのであろうか．

```
                    脈診

◆体の新陳代謝の状態    実脈        虚脈
◆急性疾患かどうか     浮脈        沈脈
                    太陽脈       附子脈
                    水分バランス   滑脈
◆血液循環           渋脈        細脈
                    not celer   貧血
```

これは橈骨動脈を見るが，実は右手と左手でその診断部位が違うといわれる．
まず右手では手掌横紋，つまり手首のしわから中枢側に指を3本並べていただきたい．中指の下に橈骨のやや高くなった出っ張りに触れる．これを高骨という．この高骨が実は脈診のポイントである．血管と血液の状態は，血管壁の硬さと血液粘稠度・血漿量・血液循環速度できまる．つまり，血管は高骨を乗り越える程度において，その前後でいろいろの情報を与えてくれる．まず高骨の頂上の血管（これは診断医の中指の部位に相当する）の状態で，その血管の循環血漿量をもっともよく知ることができる．これが現代医学的に消化管の強弱と自律神経系の状態を示すと考えられ，古典では患者の右手が消化管，左手が自律神経（つまり肝）の状態を示すとされる．また高骨に血管が登る前の脈は（診断医の薬指に相当する），血液の循環速度を最もよく示し，これは現代医学では下垂体―甲状腺―副腎のホルモンの状態を表すと考えられ，古典では患者の右手が副腎髄質系のホルモンの状態，左手が副腎皮質系の状態を示す．これを右手は腎陽で左手は腎陰という．

この左右の診断部位の違いは，腕頭動脈か鎖骨下動脈かの違いである．右手は心臓からダイレクトに血流が流れるため血液の循環速度を見るのに適しており，漢方で言う気，つまり血液の推動力を調べ，左手はいったん血管壁に当た

ってからの血流速度を見るため血液の粘稠度を見るのに適しており，漢方でいう血，つまり血液の血漿量や粘稠度を調べるために，このような左右の臓器の違いが生ずると考えられる．

　また通常の状態では，橈骨動脈はこの高骨を乗り越えて末梢に進むが，ウイルス感染を起こすと循環血漿量が増えるため，高骨を乗り越えたところで血管が皮膚に近いところに浮き上がってしまうのである．

　これにより病的な循環血漿量の状態を調べることができる．

　右手の脈（診断医の人差し指に相当する）は肺，つまり急性のウイルス感染や細菌感染を調べることができる．つまり患者の右手に置いた人差し指（手首にもっとも近いところ）が皮膚の表面で，血流を触れ骨の近くまで押さえこむと，脈が触れなくなってしまう．これを浮脈【ふみゃく】という．つまり風邪などウイルス感染の時には必ず浮脈となっているのである．逆にこの脈状を覚えると，帯状疱疹などでまだ湿疹が出ていない時にも，的確にウイルス感染を診断できるのである．

　逆に患者の左手は心系統の状態を示し，ここの血流が浮になっているというのであれば，自律神経から心系統に著しい負担があるということになる．心身症などでよく見られる脈象である．

脈診の左右差

左手		右手	
アドレナリン	心	肺	リンパ
自律神経	肝	脾	消化吸収
コルチゾール	腎陰	腎腸	カテコールアミン

　また通常の状態で脈が骨の近くまで押さえ込まないと触れないような状態を沈脈【ちんみゃく】という．これは診断医の薬指の部位でよくわかる．カテコールアミン系が弱くなっている状態で，腎虚という．腎虚というが実はこれは副腎虚なのである．カテコールアミンを持ちあげるには植物性アルカロイドを用いる．現代医学ではジギタリスであるが，漢方ではトリカブトを用いる．これは附子【ぶし】といわれ非常に強い強心剤である．これを附子脈という．

ただし，最近では高齢化が進んできているため，沈脈よりも脈の血管壁がころころと触れる動脈硬化の脈状が多くなっている．これは血管が硬いため，押さえ込んでもつぶれない沈脈と同義なのであるが，臨床所見より判断していただきたい．これは革脈【かくみゃく】という．また妊娠中の人の脈を触ると，非常に柔らかいそろばんをはじくような脈を触れる．これは滑脈【かつみゃく】といい，水分の多い脈である．これは診断医の中指でよく触れる．貧血でHb10以下の人は，脈が糸のように細く感じる．これを細脈【さいみゃく】という．またトロンボテストで130以上の人は脈の立ちあがりが非常に悪くなっている．いわゆる内科診断学でいうところのnot celerの脈である．これは血液の粘稠度が高くなっているのである．これは渋脈【じゅうみゃく】という．これらも診断医の中指でよく触れる．

それぞれの薬剤は後で詳しく述べるが，要するに脈は患者から教わるのである．子宮筋腫のある人は渋脈であり，妊娠中の人は滑脈なのである．そこから他の人に応用していただきたい．

❖ 腹診

次に腹診である．

腹診から何がわかるのであろうか．

これは漢方発祥の地中国では，人前でお腹を出すのが恥とされていたため，中国の古典には出ていない．日本では胃腸の弱い人が多かったためか，非常に詳しく分類されている．漢方ではまず足を伸ばしてお腹を診る．これはわざと腹直筋を緊張させるためである．次に上腹部・下腹部の抵抗と強さを診る．つきたてのお餅のようなやわらかさを3／5と表現する．お腹の上から腸管の蠕動が見えるような状態を1／5とし，腹膜炎のような板のように硬い腹を5／5とする．その中間を2／5，4／5と表現する．もちろん腹部が硬い人は実証で助骨角も広く，腹力の弱い人は虚証で助骨角も狭い傾向にある．

次に剣状突起の下いわゆる上腹の真中を触ってみる．押さえてしこりを触れるような場合を心下痞【しんか（げ）ひ】という．患者がウッと苦しがれば心下痞鞕【しんか（げ）ひこう】という．これは胃腸疾患の目安である．実証の人は瀉心湯をもちい，虚証の人は人参湯を用いるというサインである．これは胃腸の反応点である．

次に助骨の下に，3回にわけて手の4本の指を押さえ込んでみていただ

きたい．指を押し返すような力が返ってくることがある．この時よく見ると，患者の目元や口元がクッと動いているのが観察できる．つまり患者は苦しいのである．これを胸脇苦満【きょうきょうくまん】という．脂肪肝の患者をさわるとよくわかる．これをドイツ語ではヒポコンドリー，英語ではhypochondoralgia という．つまり心気症と訳される．自律神経の失調を胸脇苦満で診ているのである．横隔膜は3層の筋肉層からなり，その間隙をリンパや血管が流れていくのであるが，自律神経の失調によりこの筋層が不随意に収縮すると，リンパのうつ滞を引き起こし，その反応として助骨の下部に圧痛をきたすものと考えられる．また肝臓の炎症にて，リンパや血液のうつ滞をきたしているときにも圧痛をきたす．自律神経の失調をもっとも調整するのは柴胡という薬剤であり，胸脇苦満には柴胡剤を用いなさい，というサインなのである．

また柴胡に何を組み合わせるかによって，柴胡剤の効果が変化する．柴胡・芍薬では自律神経調整機能が働き，柴胡・黄芩では抗炎症作用が働く．さらに胸脇苦満の大きさで柴胡剤の種類が決まってくる．右に胸脇苦満を認める人は小柴胡湯（No. 9），右から左まで胸脇苦満がつながっている人には大柴胡湯（No. 8），さらに神経質な人には柴胡加竜骨牡蛎湯（No.12），右の胸脇苦満が小さい人には柴胡桂枝乾姜湯（No.11）などを用いる．ここに芍薬があるか，黄芩があるかによって，それぞれの柴胡剤の作用が変化するのである．

次に腹直筋の緊張を見ていただきたい．腹直筋が両側に緊張している例がある．これも自律神経反射の一種である．漢方では芍薬甘草湯（No. 68）という製剤があるが，本来は骨格筋の痙攣に用いる．つまり下肢クランプに有用な抗痙攣剤であるが，実はこの方剤は平滑筋の痙攣にも有用である．つまり腹直筋の緊張が強い人は芍薬甘草湯を用いよ，というサインである．小児の場合は桂枝湯に芍薬を加えた小建中湯（No. 99），成人の場合は，右の腹直筋の緊張が強い人は柴胡剤に芍薬を加えた四逆散（No. 35），左が強い場合はやはり柴胡と芍薬を主とする抑肝散（No. 54）などを用いるサインである．

また臍の下部の腹筋が非常に弱くなっている場合がある．これは臍下不仁【さいかふじん】といい，老化による副腎系の弱さを表す．小腹不仁【しょうふくふじん】ともいう．このサインに全身的な冷えやむくみがあれば，副腎髄質系のカテコールアミンの脆弱を示し，トリカブトの植物性アルカロイドを用いるサインである．八味地黄丸（No. 7）が相当する．逆に全身がカサカサして脱水傾向にあれば，副腎皮質系のコルチゾールの不足を示す．天然ステロイドの

含まれる地黄・山薬を用いるサインである．六味丸（No. 87）が相当する．

　次に回盲部とS状結腸部の圧痛を調べる．これは血液循環不全の兆候であり，現代医学ではテイラー症候群といわれているものである．古典では血の道症などと表現する．高血液粘稠度症候群であり，婦人科疾患，便秘，脳梗塞など多岐にわたる疾患を呈する．駆瘀血剤という一群の漢方薬を処方するサインである．例えば桃仁・牡丹皮・大黄などであるが，これらは抗プラスミン活性を有する．回盲部に圧痛があれば大黄剤，左に圧痛があれば桃仁剤を用いるといわれる．これら以外にもたくさんの腹証がある．また成書を参考にされたい[2]．

腹診

- ◆胸脇苦満:自律神経失調　柴胡剤
- ◆心下痞鞕:消化器疾患　人参剤　瀉心剤
- ◆小腹硬満:血液循環不全　駆瘀血剤
- ◆小腹不仁:副腎系虚弱　地黄丸
- ◆腹皮拘急:腹直筋の緊張　建中湯

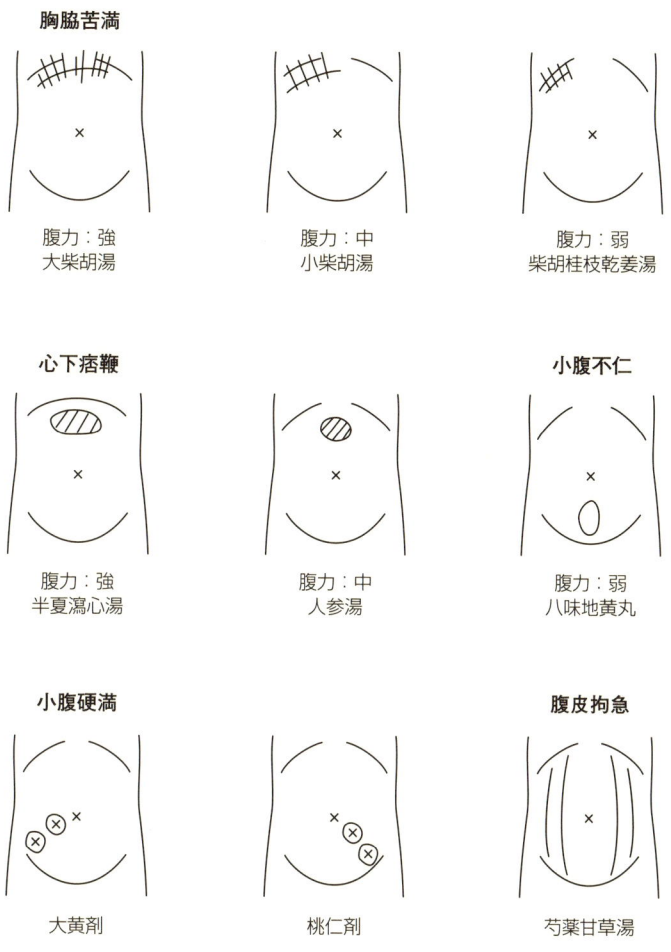

【参考文献】
1) 徳島大・尾形ら「ラット卵巣細胞培養系におけるケモカイン産生の及ぼす温経湯の効果に関する検討」婦人科漢方研究のあゆみ　2002年　No.19　pp.128-131
2) 藤平健著『漢方腹診講座』緑書房　1990年

memo…

2 漢方における体質診断学

　漢方においてもう1つ重要な診断学がある．それは体質診断で，8つに分類されている．それは［陰【いん】］［陽【よう】］と［虚【きょ】］［実【じつ】］さらに［表【ひょう】］［裏【り】］と［寒【かん】］［熱【ねつ】］である．表裏とは急性病か慢性病の区別であり，中国ではかなり重要な診断であるが，日本の漢方医は急性病の薬も慢性病に応用するすべを知っているため，さほど重要視されない．逆に陰陽は，日本では患者の生体反応を知らしめる情報で重要視されるが，中国では，陰陽は虚実寒熱表裏をまとめて表現するものであるため，あまり重要視されない．

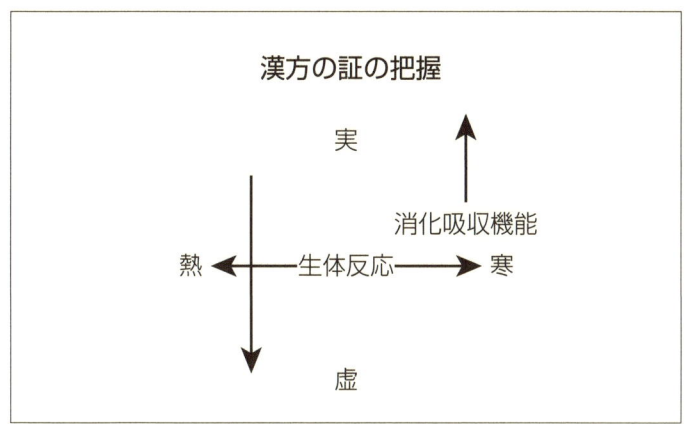

❖ 虚実とは

　ここでは虚実と陰陽について考えてみたいと思う．まず虚実とは患者の消化管の強弱を表すもので，薬を投与する場合にその吸収能力によって内容が変化するべきものである．有名な新潟大・安保教授の白血球の自律神経支配理論において，白血球の総数はその人の新陳代謝と比例するという．

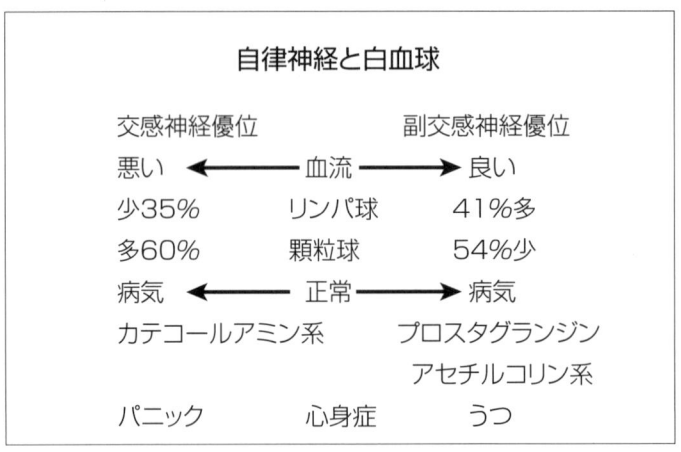

そこで当院での症例881例(男性362例,女性519例,平均年齢67.8±11.0才)に対し,白血球総数の平均値を出してみた．さらに白血球5000以下と5000以上に分類し,富山医科薬科大学・寺澤教授の虚実診断基準[3]と相対させてみた．その結果,平均白血球数5012±1068・白血球5000以下の群では,虚実診断基準で－28.6±8.4,4800以下では－30.3±6.8,白血球5500以上では,＋41.8±12.3となった．つまり4800以下では虚証,4800-5500では中間証,5500以上は実証ということが推測される．その topic speciality は82.7%であった．しかし,虚実はこの診断基準だけでは満足できないものであるため,正確には寺澤教授の虚実診断基準を参考にされたい．

❖ 陰陽とは

　もう1つの陰陽とは,ある外乱因子に対して,生体恒常性反応が高反応か低反応かで分類する．つまり,炎症性サイトカインを強く反応できるタイプを熱型として陽体質に,あまり炎症性サイトカインを分泌できないのを寒型として陰体質と診断したものである．これは甲状腺ホルモンの動態に酷似する．つまり甲状腺から分泌されたT3は肝臓にて脱ヨードされT4となるが,このT4の働きが寒熱に関係する．バセドー氏病で顔を真っ赤にした患者と甲状腺機能低下症で手足が冷えている患者を思い出していただければわかりやすいと思う．

　そこで当院で患者881例に対しT4を測定し,Free T4値1.20以下の群とそれ以上の群に分け,寺澤教授の陰陽の診断基準[4]と相対させてみた．その蒸発T4値1.20以下の群では陰陽診断基準で－38.6±12.5であった．T4値1.20

以上の群では＋30.2±8.8であった．そのtopic specialityは78.6％であった．つまりT4値は陰陽の1つの診断材料となると思われる．しかし，寒熱は全身と局所の病態が違うことがあるため，これだけでは判断できない．

虚実の診断基準

全身的な気血の水準の評価	評点		評点
眼光・音声に力がある	+5	眼光・音声に力がない	−5
		気力がない・倦怠感	−10
脈が充実	+20	脈が無力	−10
腹力が充実	+10	腹力が軟弱	−10
皮膚の色つやがよい	+5	皮膚の色つやが悪い	−5
局所的な気血の動員量の評価			
皮疹の発赤・腫脹・疼痛	+10	自然発汗の傾向	−5
激しい疼痛（胸痛・腹痛など）	+20	盗汗（ねあせ）	−10
疼痛部位の筋肉の硬結（しこり）	+10	胃部振水音	−20
便臭の強い便秘	+10	便臭の少ない便秘	−10
圧痕がすみやかに回復する浮腫	+10	圧痕が回復しにくい浮腫	−10
牛角胃	+10	胃下垂・内臓下垂	−20

（判定基準） いずれも顕著に認められるものに当該のスコアーを与え，軽度なものには1/2を与える．
すべての項目の評点を合計し，+30点以上を実証，
-30点以下を虚証とする．
いずれにも該当しないものを虚実間証とする．

陰陽の診断基準

(A) 暑がりで、薄着を好む、首から上に汗をかく	＋20
冷水を好んで多飲する	＋10
顔面が紅潮・眼球の充血	＋10
高体温（36.7℃以上）傾向	＋10
舌尖が赤い	＋10
数脈	＋5
脈が浮（軽く按じてよく触知できる）	＋5
胸脇苦満	＋5
下痢に伴う肛門の灼熱感	＋10
排尿に伴う尿道の灼熱感・高張尿	＋10
便臭がつよい	＋5
(B) 寒がりで、厚着を好む	－20
電気毛布など温熱刺激を好む	－20
顔面が蒼白	－5
低体温（36.2℃以下）傾向	－10
背部・腰部・首の周囲を寒がる	－10
四肢末梢が冷える（自覚的または他覚的）	－5
脈が沈（深く按じないと脈を触れない）	－5
脈が渋（脈速が遅い）で遅脈	－5
聞き取りにくいうわ言をブツブツという	－5
不消化の下利便で、肛門の灼熱感を伴わない	－5
兎糞・便臭の少ない便	－5
低張尿が頻回に多量に出る	－10

判定基準

A項、B項のすべての総計が＋35点以上を陽の病態、－35点以下を陰の病態とする。ただしいずれも症状が顕著に認められるものに当該のスコアーを与え、程度の軽いものには各々の1/2を与える。

（・で結ばれた病状はいずれか1つあればよい）

寒熱の診断

《熱証》
顔面の充血、紅潮
局所の充血、熱感（関節、眼球、皮疹、胃粘膜など）
拍動性で灼熱感のある疼痛
口渇（冷水を好む）
分泌物、排泄物の色が濃く、臭が強い
頻脈の傾向
胸やけ、口臭、口が苦いなどの症状
排尿時の灼熱性疼痛
しぶり腹（裏急後重）

《寒証》
顔面蒼白
局所の冷感（関節、腹部、背部など）
筋の攣縮
口渇はないが、温い湯茶を好む
分泌物、排泄物の色が薄く、臭いが少ない
徐脈の傾向
腰背部の冷感
四肢の冷感
水瀉性の下痢（不消化便）
レイノー現象、凍瘡罹患傾向

注）寒熱はあくまで局所の病状の表現であるのでスコアー法は採用できない

【参考文献】

3) 寺澤捷年著『和漢診療学』医学書院　1990年　pp.92-100
4) 寺澤捷年著『和漢診療学』医学書院　1990年　pp.88-91

memo…

3 表症の漢方

❖ **ウィルスに感染した人体の反応**

> **ウイルス感染の脈**
>
> ◆ウイルス感染（風邪など）では循環血漿量が増加
> ◆皮膚表面で脈を触れる
> ◆高骨
> ◆抑えると脈をふれない

　ウイルス感染を起こした時に，人体はどのように反応するのであろうか．ウイルスが人体に侵入すると，まずウイルスは細胞に侵入して増殖をはじめようとする．そこに自然免疫の主役である血液内のパトロール隊，つまりマクロファージがやってきて，ウイルスに汚染された細胞を貪食する．そのウイルスの情報がDC細胞（樹状細胞）に伝えられ，その情報から細胞性免疫の主役であるキラーT細胞系リンパ球が相対的に増えてくる[5]．

　ここで安保理論[6]を思い出してほしい．リンパ球は副交感神経の主役であった．リンパ球の比率の増加は生体内で副交感神経を優位にするため，血管透過性を亢進し外分泌を亢進させる．そのため鼻水が出たり，血管内血漿量が増加したりするため浮脈となってくる．

　次にIL（インターロイキン）に刺激されたPG（プロスタグランジン）E2が視床下部を刺激し，体の発熱セットポイントをあげてウイルスを熱によって死滅させようとする生体反応が働く．

❖ **表実証**

　体を発熱させるにはどうすればよいのか．それは筋肉を痙攣させることによって発熱を起こすことができる．つまり悪寒である．この時には熱を体外に放散してはいけないので，皮膚表面の汗腺や毛根は閉じていなければいけない．これが鳥肌である．つまり，副交感優位の時期に鳥肌が立ってぶるぶると悪寒している人は，皮膚表面の自律神経系が強い人なのである．これを表実証という．この時には交感神経を優位にする漢方薬が必要である．これが麻黄湯（No.27）である．麻黄はl-エフェドリンであるから，交感優位に働き風邪を早期に治癒に導く．さらに麻黄に桂枝を加えることで交感優位を強くしている．ただし交感優位ということは，動悸・不眠・胃腸障害に要注意である．もっとも漢方薬はcomplex medicineであるため，麻黄湯にも甘草という交感神経が優位になり過ぎないようにする抑制薬が入っている．これはフラボノイド系の薬剤のもつ自由電子の調整作用つまり緩衝剤といわれる．

❖ **表虚証**

　また体外に熱を放散してはいけないのに汗腺が開いて熱を出してしまうケースがある．つまり，少し汗をかきながら悪寒しているという症例である．これは体表の自律神経が脆弱ということで，表虚証という．この場合は強い交感優位にすると汗を出しすぎて，脱水を引き起こし，風邪をこじらせてしまう．軽く交感神経を優位にするため，麻黄を省いて桂枝と生姜を加え交感神経を軽く刺激しながら（桂枝にはシンナムアルデヒド，生姜にはカプサイシンという交感神経刺激物質が含まれる），芍薬の抗痙攣作用と大棗の循環血漿量増加作用で副交感神経にも配慮してある．

　漢方の使用目標を見ていただきたい．麻黄湯には自然に汗の出ない風邪の諸症状，桂枝湯（No.45）には自然に汗の出る虚弱者の風邪と書いてある．これが体表の虚実の目標である．しかし，そのように風邪のごく初期に医院を訪れる患者は，むしろめずらしい．大体が風邪をひいて2～3日たってから訪れることのほうが多いものである．風邪の最初は汗が出ていましたか，出ていませんでしたかと問うても，「さあ，どうでしたか」と答えられるのがオチである．そこで表実にも表虚にも用いられるようにと麻黄湯と桂枝湯を混合した漢方薬がある．これが葛根湯（No.1）である．麻黄湯に桂枝湯を加え，さらに後頚部

の筋肉のこわばりを取る作用のある葛根を加えたものである．だから風邪には葛根湯といわれるほど使いやすいのである．これらは感冒ウイルス，特にインフルエンザウイルスに対する抗ウイルス作用が知られている．ウイルスの逆転写酵素を抑制するためである．ただし，葛根湯には麻黄が入っているため，交感優位の副作用には十分注意されたい．また，葛根湯はリンパの相対的優位の時期の方剤であることも忘れてはならない．

　次に，ウイルス感染から2～3日経つと，体温のセットポイントを超えて生体は発熱をはじめる．この時期には，ウイルス感染から混合感染，つまり細胞感染に変化してきている．当然生体にも細菌感染に対応すべく顆粒球が増えている．今度は白血球の総数も増加していることがわかる．安保理論によるとこの顆粒球は交感神経を刺激するため，発熱や関節痛を引き起こす．炎症性サイトカインが増加するため，舌に黄色い苔がついてくるのが特徴である．この場合にも抗炎症作用のある漢方はあるが，むしろ現代薬のほうが確実である．いわゆる感冒薬を用いる．しかし，妊娠中や感冒薬では胃腸障害をきたす症例では，石膏や桔梗の入った漢方薬を用いる．越婢加朮湯（No.28）や桔梗湯（No.138），桔梗石膏（コタロー）などである．しかし，PGE2が出すぎた場合には胃腸障害を引き起こす．胃腸障害が強い人は人参・大棗・半夏・生姜など胃腸薬の配合のある柴胡剤を用いる．小柴胡湯（No.9）や柴胡桂枝湯（No.10）である．また，柴胡剤は感冒初期にはIFNγの産生を促進するが，後期にはIFNγの産生を抑制する．だから柴胡剤とはこじれた感冒の薬剤なのである．またIFNγはTh2を抑制するため，これはあとで重要な意味を持ってくる．

❖ リンパ球が多い人の風邪

　また，中には強い感冒症状はきたさないのに風邪が遷延して治らないと訴える症例がある．これは，もともとリンパ球の比率が高すぎるため顆粒球が十分に誘導できず，ウイルスが除去できない症例である．いわゆるうつ傾向のある人や，やや小太り気味の中年の女性に多い．この場合は交感神経を刺激して抗うつ効果のある半夏・香附子の配合のある漢方薬を用いると良い．加味逍遥散（No.24），香蘇散（No.70）などを選択する．

> **リンパが多い人の風邪**
>
> ◆15歳までは基本的にはリンパ優位
> ◆悪性疾患はリンパ系　アレルギーが多い
> ◆防已黄耆湯体質（中年のやや太りぎみの婦人）と
> 　うつ傾向の人はリンパ優位
> ◆顆粒球が十分でない
> 　ウイルスが除去できない　風邪をこじらせる
> ◆柴胡・香附子など交感優位の抗ストレス剤が必要

　リンパ優位の患者には，胃腸に作用するウイルスが侵入してしまうことも多い．ロタウイルスや小型球形ウイルスなどであるが，この場合，発熱と嘔吐の症状には参蘇飲（No.66），腹痛と下痢には桂枝加芍薬湯（No.60），腹痛と便秘には桂枝加芍薬大黄湯（No.134），腹痛と冷えには人参湯（No.32），脱水と下痢には清暑益気湯（No.136），酒飲みの風邪には黄連湯（No.120），肥満とクーラー風邪には五積散（No.63）を用いる．

❖ ストレスが多い人の風邪

　逆に朝起きたら突然に発熱と咽頭痛を訴える症例がある．これはストレスが強い為，顆粒球が優位になりすぎているケースである．現代薬の感冒薬でもよい．漢方で治療するにはまず抗炎症剤が必要であり，石膏や桔梗または竹茹などを用いる．小柴胡湯加桔梗石膏（No.109）や竹茹温胆湯（No.91）また桔梗湯（No138）などを用いる．

> **ストレスが多い人の風邪**
>
> ◆ストレスが多い人は顆粒球が多い
> ◆炎症サイトカインが多い
> 　→朝起きたらのどが痛いという風邪
> ◆石膏・桔梗・竹茹など抗炎症剤が必要

　これを，日本呼吸器学会が「呼吸器疾患漢方医療のてびき」にまとめてある

ので紹介したい．

感冒初期

熱感・赤ら顔　→自汗　→（−）→だるさ　→大青竜湯
　　　　　　　　　　　　　　　　　　　（小青竜湯＋桔梗石膏）
　　　　　　　→自汗　→（＋）→口渇　　→桂皮二越婢一湯
寒気・顔色不良→胃腸虚弱（−）→首のこり→葛根湯
　　　　　　　　　　　　　　→鼻水　　→小青竜湯
　　　　　　　　　　　　　　→咽頭痛　→麻黄附子細辛湯
　　　　　　→胃腸虚弱（＋）→のぼせ　→桂皮湯
　　　　　　　　　　　　　　→下痢　　→真武湯

感冒後期（長引いた感冒）

軽度の咳嗽・倦怠感・微熱
　　　→胸脇苦満（＋）　　→小柴胡湯（微熱）
　　　　　　　　　　　　　柴胡桂枝湯（腹痛）
　　　　　　　　　　　　　柴胡桂枝乾姜湯（乾燥）
　　　　　　　　　　　　　大柴胡湯（便秘）
　　　　　　　　　　　　　柴朴湯（咳）
　　　→胸脇苦満（±〜−）→補中益気湯（食欲不振）
　　　　　　　　　　　　　→茯苓四逆湯（冷え）
　　　　　　　＊茯苓四逆湯は真武湯＋人参湯で代用
　　　咳嗽がひどい　　　　→麻杏甘石湯（咳嗽）
　　　　　　　　　　　　　五虎湯（早朝咳）
　　　　　　　　　　　　　越婢半夏湯（咳で嘔吐）
　　　　　　　　　　　　　麦門冬湯（乾燥）
　　　越婢半夏湯は越婢加朮湯＋半夏厚朴湯で代用

『呼吸器疾患漢方治療のてびき』より　7)

【参考文献】

5) 八木田旭邦著『新免疫療法でガンを治す』1999年

6) 安保徹著『未来免疫学』インターメヂカル社　1999年

7) 巽浩一郎著『呼吸器疾患漢方治療のてびき』協和企画　2006年

4 漢方薬と癌治療

❖ **癌の免疫**

　漢方薬，特に補剤は癌治療に用いると，成書に記載してある[8]．

　はたして漢方薬は癌に有用なのであろうか．ここで，癌の免疫をもう一度復習しておきたい．癌細胞が生体内に出現すると，それをマクロファージが貪食する．マクロファージの情報はDC細胞（樹状細胞）に伝えられ，DC細胞はナイーブT細胞（Th0）に対してMHCクラスIを介してIL-2を刺激し，Th1細胞への分化を刺激する．このTh1細胞は，IL-12・IL-18を介してCTL細胞に働いて癌のアポトーシスを促進する．またDC細胞は皮膚表面免疫のTLR4を刺激し，IL-2とともにNKT細胞を刺激する．DC細胞はMHCクラスIIを介してIL-4，IL-5を刺激すると，Th2細胞を誘導する．つまり，Th0がTh1細胞に分化しているかどうか，Th2細胞はTh1を抑制するためTh1/Th2バランスをみれば漢方薬が本当に癌治療に有効かどうかを判定できる[9]．

　ただし，末期の癌患者においては，著しいTh1の亢進が認められるため，腫瘍マーカーやDNAの破壊度を見るP53抗体のチェックも忘れてはいけない．

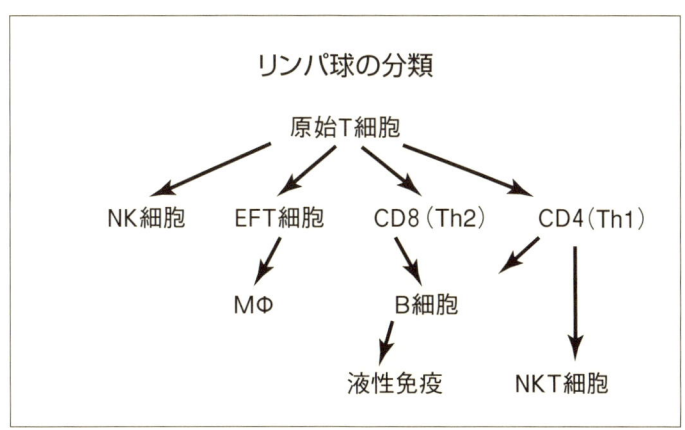

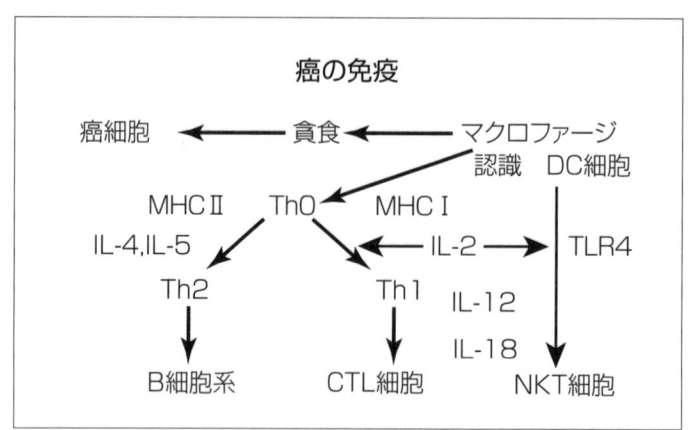

　ここで，当院でおこなった癌患者に対する漢方薬の効果をみてみよう．症例は75例（平均年齢62.5才），手術で根治が期待できる早期癌を除いた症例で，術後は68例，すでに画像診断的に再発を認めているものは32例であった．漢方薬投与前に，腫瘍マーカー・Th1/Th2・IL-2R・IL-18　NK細胞を測定，投与3か月後と休止1月後再開3か月後に，同様の測定をした．（ABAB法）

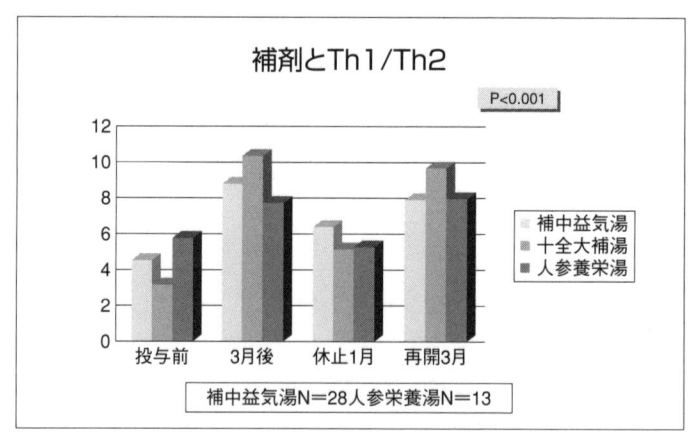

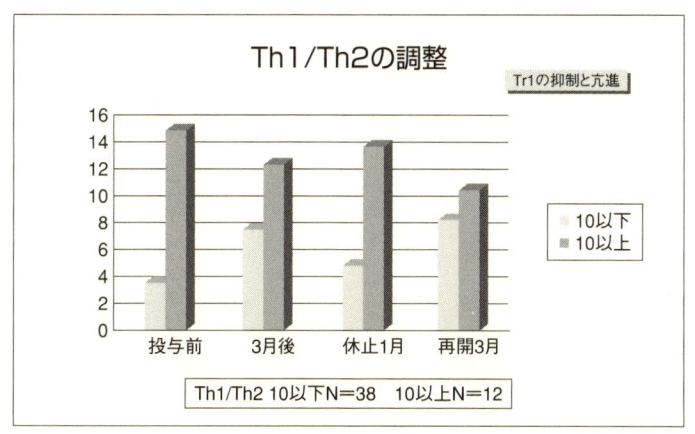

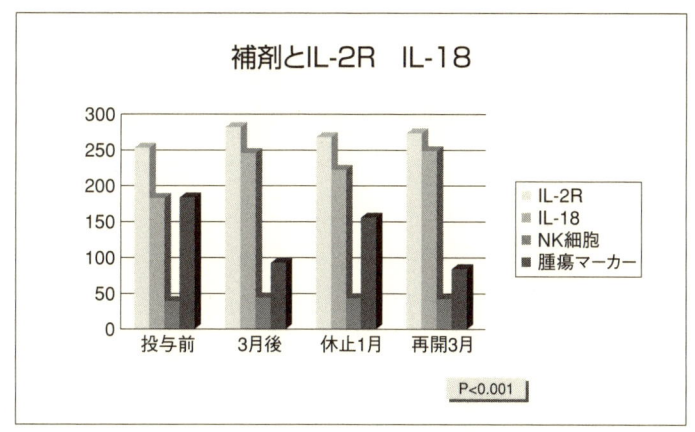

　補剤は補中益気湯（No.41）N＝28，十全大補湯（No.48）N＝34，人参養栄湯（No.108）N＝13であった．結果は，Th1/Th2がP＜0.001の有意差をもって漢方薬投与にて上昇，休止にて下降した．また再び投与すると上昇した．IL-2R・IL-18も同様の結果であった．同時に腫瘍マーカーは減少した．しかし症例の中にTh1が減少する症例が8例あった．この8例を検討してみると，すべて投与前のTh1/Th2比が10以上の症例であった．つまり投与前のTh1/Th2比が高いものは，それを抑制する働きがあるものと考えられる．これはTh2から分離されている抑制因子Tr1（IL-10）の働きと思われ，漢方薬は生体にとって，免疫を最も良い状態に働きかけるものと思われる．これが先人の述べるホメオスタシスを整えるという事であろうか．この補剤とは人参・白朮・黄耆・甘草の4つの成分がTh1の刺激の本体といわれている．補中益気湯は柴胡・人参の微量重金属元素の働きで活性酸素を除去する作用が強いといわれる．また消化

吸収の弱くなったケースや寝汗が出るケースなどに奏効する．実際に柴胡剤の抗活性酸素作用において，C型肝炎の肝癌の発生を抑制できた報告が数多く見られる[10]．十全大補湯は当帰・黄耆の作用（当帰補血湯）で貧血を改善する作用が強く，人参養栄湯は陳皮・五味子の作用での抗ウイルス作用がよく知られている．

図は，実際の癌症例に対する漢方薬の効果を示したものである．

❖ 症例1

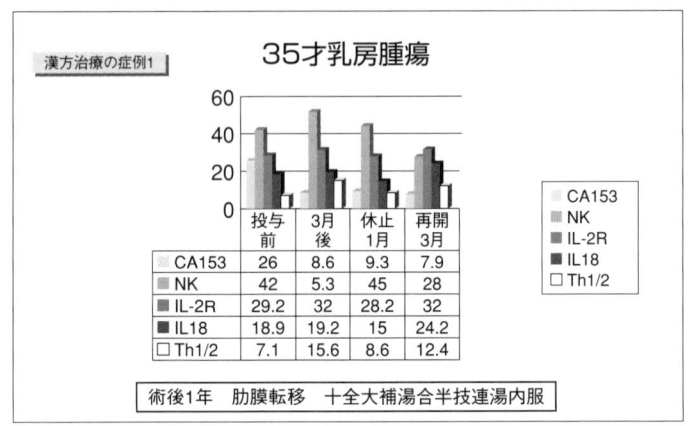

症例1は，35才女性乳房腫瘍で，術後1年で肋膜転移があり，タキソテール＋アドリアシンの化学療法を試みるも白血球減少のため1クールでできなくなった症例である．ハーセプチンをすすめるも，受容体がなくできないため漢方薬を希望された．実際には放射線治療や化学療法と併用することが多いのであるが，この症例は漢方薬治療単独で試みた．十全大補湯に半枝連湯を加え処方したところ，Th1/Th2が7.1から15.6に上昇，IL-18は18.9が19.2にIL-2Rも29.2が32.0に上昇した．それに伴い腫瘍マーカーであるCA153は26から8.6に減少し，漢方薬だけでも有用な効果をもたらした症例である．術後5年を経過したが元気に通院中である．

❖ 症例2

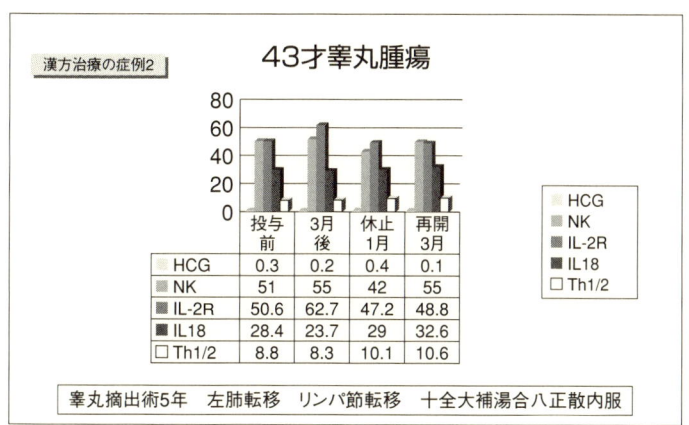

症例2は，42才男性睾丸腫瘍で，手術をしたが左肺に転移し再手術，その後鼠径部のリンパ節に転移，また右肺に転移を認め，手術不能例として漢方治療を求めてきた例である．十全大補湯に八正散を加え処方した．Th1/Th2は8.8が8.3となったが，IL-2Rは50.6から62.7になったため，3か月たっても経過を見ていたところ，Th1/Th2は10.1，10.6に徐々に上昇，腫瘍マーカーであるHCGβは0.3から0.1となり，リンパ節は消失肺の転移巣の大きさに変化はないが，右肺に転移を認めてからすでに5年たって元気に通院している．

❖ 症例3

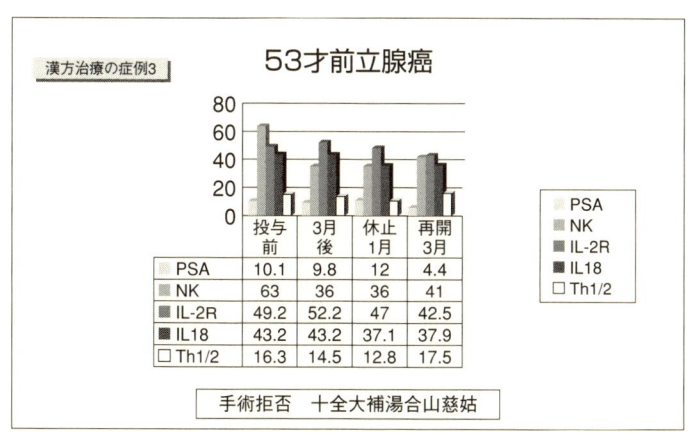

症例3も，53才男性前立腺癌である．手術を勧めたが，男性機能の問題でどうしてもいやだと拒否，抗男性ホルモン剤もいやだという．そこで漢方薬で治療を開始し，十全大補湯にシイタケエキスを加え処方した．Th1/Th2は16.3が14.5に下がるが，IL-2Rは49.2が52.2になり，腫瘍マーカーPSAは10.1が9.8になった．ただこの症例はその後PSAの下がり方が悪く，1年後に局所に小線源療法を施した．5年後にもTh1/Th213.8, IL-2R 525, IL-18 294 PSA3.8にて安定している．

❖ 漢方薬は腫瘍免疫に対して働きかける

このように，漢方薬の作用は腫瘍そのものに効果があるのではなく，腫瘍免疫に対して働きかけるものである．願わくば，Th1/Th2・IL-2・IL-18などを測定できれば，実際に漢方薬の効果があったかどうか調べられるのである．ただ，このような検査は保険適応となっていないのが残念である．

また富山医薬大の斉木先生の研究によれば，十全大補湯（No48）は最初の認識細胞であるマクロファージからCTL細胞を刺激，補中益気湯（No41）はTLR4からNKT細胞を刺激，また人参養栄湯（No108）は肺の免疫細胞を賦活して癌の転移を抑制することが知られている．また化学療法の副作用を抑制するのも漢方薬の大きな働きである．

白金製剤 （腎毒性の予防）	補剤 （十全大補湯）	特に当帰のリンゴ酸Na
利水剤	苓桂朮甘湯	有用だが、白金効果を抑制する
骨髄抑制	十全大補湯	
吐き気	六君子湯	HT3の効果を補強する
ヌキサン系のしびれ	牛車腎気丸	K-オピオイドの効果
トポテシン系の下剤	半夏瀉心湯	GNを抑制する

【参考文献】
8) 相良祐輔ら『癌治療における漢方の役割』ライフ・サイエンス社　2001年
9) 北島政樹著『癌治療と漢方の位置付け』T-webs　No.6　臨床情報センター
10) 汐田剛史著『小柴胡湯の肝発癌抑制作用』漢方医学　No.6　2002年　Vol.26

5 安保理論と漢方薬

 さてここで，新潟大学の安保教授の白血球の自律神経支配理論を復習しておこう[11]．
 まず生体が自律神経によって支配されていることはご存知のことと思う．交感神経系はカテコールアミンによって支配されるが，実は副交感神経系はプロスタグランジンやアセチルコリンによって支配されているというのが安保理論である．
 交感神経系が緊張すると当然内分泌は悪くなり，血流阻害を起こしてくる．NSAIDsで胃腸障害を起こすのはこのためである．またカテコールアミンが多いと，いわゆる不安障害が強くなり，特にパニック障害を引き起こす．この時に顆粒球が増加している．顆粒球は炎症性サイトカインを分泌するため，生体内の炎症機序を増強する．交感神経は疼痛閾値を下げてくれるため，鎮痛効果は高い．スポーツに熱中している時に痛みを感じないのはこのためである．ただし，交感神経優位の鎮痛は必ずリバウンドをおこすので要注意である．手技療法や針灸療法をされる先生は気をつけなければいけない．治療のあとだるさを残すようだと，交感神経優位になってしまっている状態である．常に副交感神経をどうやって持ち上げるかを念頭において治療しなければいけない．一方副交感神経は血流を促進し，また内分泌を増加させる．この時にリンパ球の比率が増加している．リンパ球が多くなりすぎると大脳抑制系が強く働き，いわゆるうつ状態となる．現在C型肝炎の治療にインターフェロンが使われるが，IFNはウイルス感染した顆粒球を減少させるため，生体内では相対的にリンパ球が増加して，うつになりやすくなるのである．IFNを注射するときにリンパ球が増え過ぎないようにすれば副作用が軽減できるのではないか？　その通り漢方でもっとも交感神経優位にする麻黄湯（No.27）を用いれば，IFNの副作用が軽減できるのである．ただし，これは表実証の場合である．表虚証には麻黄附子細辛湯（No.127）を用いると良い．

またNSAIDsは副交感神経をブロックするために，生体を交感優位とし胃腸障害や血流阻害を引き起こしてしまうのである．このためNSAIDsの長期投与には気をつけなければいけない．しかしながら最近の研究では，プロスタグランジンの前駆物質のシクロオキシゲナーゼ（COX）には受容体が2つあることが知られている．すなわちCOX1とCOX2である．COX1は血小板や血管内皮細胞に内在し，鎮痛効果は高いが交感神経を緊張させて血流阻害を引き起こす．ただし血小板でのTXA2産生を阻害するため，血小板凝集抑制効果があり，高血液粘稠度症候群つまり動脈硬化や脳梗塞の予防に用いる．近年アルツハイマー病の発症抑制効果も注目されている．COX2はマクロファージや前立腺・卵胞・滑膜に内在しNSAIDsを阻害するだけでなく，抗炎症・細胞増殖・排卵などに関与する．つまり血流促進に働くが，鎮痛効果は弱い．米国ではCOX2阻害剤は鎮痛だけでなく大腸ポリープに適応が認められている．今後，子宮内膜症や腺癌にも，適応が増えていくのではないかと期待されている．

　岐阜大の丹羽先生らの研究によれば，COX2を最もよく阻害した漢方薬は十全大補湯（No.48）であった．ところが十全大補湯は四君子湯（No.75）と四物湯（No.71）よりできているため，その両方剤で調べたところ，四君子湯ではCOX2は阻害せず四物湯に強いCOX2阻害効果があった[12]．つまり四物湯やそれに含まれる芍薬などはCOX2の阻害剤だったのである．だから漢方薬の鎮痛剤は生体を交感優位にすることなく副交感優位にしながら鎮痛効果をもっていると考えられる．

【参考文献】

11) 安保徹著『医療が病をつくる』岩波書店　2002年
12) 岐阜大・丹羽ら「マウス子宮内膜発癌におけるcyclooxygenae-2発現と十全大補湯による抑制効果」産婦人科漢方研究のあゆみ　2002　No.19　pp.123-126

6 漢方薬の基本 I

❖ 漢方薬の起源

　漢方薬は元来中国で発生したものであるから，古い中国の考え方がその基本になっている．中国では，黄河と長江で囲まれた地域を中原【ちゅうげん】という．ここを支配する人がこの国の王なのである．最も古く中原を治めたのは秦の始皇帝であった．この名を政といい，政が治めるから政治なのである．さてその周辺諸国には反対勢力がいて，その守りを固めなければいけなかった．

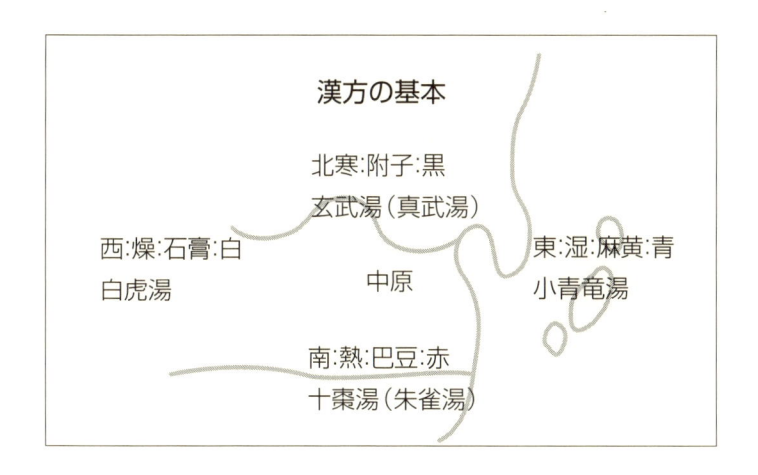

```
              漢方の基本

              北寒:附子:黒
              玄武湯（真武湯）

西:燥:石膏:白                    東:湿:麻黄:青
白虎湯           中原            小青竜湯

              南:熱:巴豆:赤
              十棗湯（朱雀湯）
```

　そこで東西南北にそれぞれ守備軍と宗教的な守り神を配置した．北の守り神は玄武【げんぶ】神，東は青竜【せいりゅう】神，西は白虎【びゃっこ】神，南は朱雀【すざく】神である．これは当時の日本にも導入されたのでご存知の方も多いだろう．これは漢方の原則でもある．中国の古い考え方では漢方も政治もすべてが占いから発展したものであるからであろう．

❖ 北（玄武神）

　漢方の世界では，北の脅威は寒い気候のシベリアであるから，寒さからくる諸症状であると考えた．それに対する漢方が玄武湯である．えっ？　玄武湯なんてないよ．そう，「玄」と言う王様がいたため，「真」に変えてしまったのである．真武湯（No.30）というのがそれにあたる．これは主薬が附子という生薬でできている．附子とはトリカブトのことであり，非常に強い植物性アルカロイドである．強心作用とアコニンサンによる交感神経の刺激で，血流を増加し，冷えを取る作用がある．しかし芍薬の作用で，末梢血管や腎血管は収縮させないのである．つまりジギタリスというよりも 5γ 以下のドーパミンを離脱する時のドカルパミンの効果に近似する．そこで真武湯の適応をひもといてみると，消化不良・胃アトニー・胃下垂とある．胃腸の薬かと思うと，ネフローゼ・腹膜炎・脳溢血，まあここまでは許せるとしても，さらに脊髄疾患の運動知覚麻痺・神経衰弱・高血圧・心臓弁膜症・半身不随などなど……．まったく現代医学では理解不能の病名が並んでいる．これは附子による強心作用とドカルパミン類似の作用，さらに芍薬の抗痙攣作用などが，このような病名になっているのである．つまり附子の方剤とは，心機能がやや衰弱して，末梢の血流不全が冷えやむくみになっているような症例に用いることができるのである．

❖ 東（青竜神）

　次に東は青竜神である．この神は海に囲まれているため湿を取るといわれる．湿とは痰と湿に分けられ，湿は透明な水，痰はにごった水といわれるが，いずれも生体内にこもった病理的水分のことを指す．青竜はこの湿を取る作用がある．つまり体表面の血管透過性を変化させて，病理的水分を除去してくれるのである．たとえば風邪を引いたときの透明な鼻水，やけどをしたときの透明な浸出液などである．麻黄湯（No.27）が代表的な方剤である．主薬は麻黄であるが，他に桂枝・生姜・蘇葉などがある．麻黄湯に半夏・細辛の利水剤を加えると，小青竜湯（No.19）になる．これは外分泌の多い風邪以外にもくしゃみ・鼻水が出て困る時に用いられる．これはアレルギー鼻炎の病態である．実際小青竜湯は二重盲検試験にてもアレルギー鼻炎に効果が認められた[13]．しかし，効果が無いときにはどうすれば良いのか，アレルギーのどこまで治すのかは後に述べたい．

❖ 西（白虎神）

　西は白虎神である．ここは砂漠地帯で，非常に乾燥している地域である．乾燥すると燥熱【そうねつ】が出現する．つまり白虎は乾燥をとる方剤である．エキスには人参を配合した白虎加人参湯（No.34）がある．これは口と喉の乾燥とある．主薬の石膏は，抗炎症作用と循環血漿量を増加させる効果がある．黄連解毒湯が体を乾燥させるのと好対照である．この燥熱は，CRPの前駆物質であるIL-6で評価される．確かに，石膏の入った方剤はIL-6を減少させる．IL-6は関節リウマチや潰瘍性大腸炎，更年期障害のHot Flashなどと関係すると言われ，このような病態に期待がもてる．しかし，炎症が進行しCRPが陽性になってくると，南の朱雀神の登場である．

❖ 南（朱雀神）

　南はベトナムであり，熱を代表するものであった．熱い地域の熱といえば，ほとんどが食中毒であり，細菌性の疾患であったことは想像に難くない．このときに朱雀湯を用いたが,別名十棗湯【じゅっそうとう】ともいう．棗【なつめ】のようなブドウ糖が十個も入れば循環血漿量はかなり増加したであろう．また巴豆【はず】という有毒下剤を用いていた．このような有毒下剤は現代には用いることはないが，古くは激しい下痢と共に細菌感染を治癒させようとしたのであろう．下痢のときに下痢をさせて病気を治療する，このような一時的に症状が悪化することを瞑眩【めんげん】と呼んだ．現代ではほとんどこのようなことはないのであるが，一部のあやしげな民間業者が，病気が治らない口実に使っているのが口惜しい．さてこのような激しい炎症性疾患の場合は，現代では点滴をしながら，抗生物質を用いて病気の治療をするのが妥当である．しかるに現代では朱雀湯は用いられなくなってしまった．

　つまり冷えに附子，湿に麻黄，燥熱に石膏を用いるのである．その中間に湿と冷えを同時に取るのが桂枝湯（No.45）のグループ，燥熱と冷えを同時にとるのは小柴胡湯（No.9）のグループ，燥熱と実熱を同時に取るのが大柴胡湯（No.8）のグループ，などと分類できる．

❖ 中原

　さらに，中原ではどうであろうか．中国では黄河とは消化管であるという．即ち消化管に熱がこもると胸焼けや便秘になる．このようなときには黄色の名

前のつく薬を使えという．例えば，上部消化管なら黄連，黄連湯（No.120）や黄連解毒湯（No.15）．下部消化管なら大黄・大黄牡丹皮湯（No.33）や大黄甘草湯（No.84）などである．消化管の機能が低下したときには脾虚と表現し，建脾薬というのを用いる（昔は膵臓がわからなかったので脾臓という名前にした）．たとえば四君子湯（No.75）グループや人参湯（No.32）グループである．

❖ 長江

次に長江であるが，これは泌尿器系であるという．泌尿器があふれた場合はむくみとなる．これは利水剤を用いる．利尿剤といわずに利水剤というのには理由がある．利尿剤は体の水分をしぼってしまうが，漢方は消化管の水分を細胞外液にいれ，残った水分を泌尿器から利尿する．そのため脱水の病態に用いても大丈夫なのである．もちろん漢方にも利尿剤はあるのであるが，あまり用いることはない．さて上部消化管の利水剤は，例えば半夏・茯苓・陳皮などであるが，これは吐気を止め，消化管の動きを改善してくれる．つまり半夏何々湯や茯苓何々湯とは，吐気を止めることを主として処方されているわけである．下部消化管では下痢やむくみに対応する．沢瀉や猪苓・滑石などや，きのこや鉱物資源がこれに相当する．泌尿器系が弱い時とは，先程述べた副腎系の弱さを表す．

❖ 五行説

ここで，中国古典の五行説を思い出してもらいたい．森羅万象を5つのエレメントに分類させ，人体の生理機能と薬方の組成を規定したものである．もちろんすべてを5つに分類してしまうのはやや乱暴な感があるが，そういえば，クレッチマーの体質分類なども4つに分類してある．古今東西，偉大な先人は大きなカテゴリーに分類するのが得意のようである．さて中国の5つの分類では，消化管機能を表す「脾」と副腎機能を表す「腎」があったが，残りは自律神経機能を表す「肝」と，循環機能を表す「心」，さらにウイルス感染や細菌感染のターゲットである「肺」である．肝と心は，自律神経機能と循環機能を表すため，黄河と長江を結ぶ運河のような働きと考えられる．また肺は乾燥に弱く，肺は西方の乾燥砂漠地帯に位置すると考えられる．個々の方剤はその都度述べていくことにする．

漢方の基本

肺虚（廃墟）：滋陰剤

黄連湯：胃熱グループ

脾虚：四君子湯・人参湯

（肝・心：自律神経系）

猪苓湯：水毒グループ

腎虚：八味地黄丸

❖ 四柱八湯説

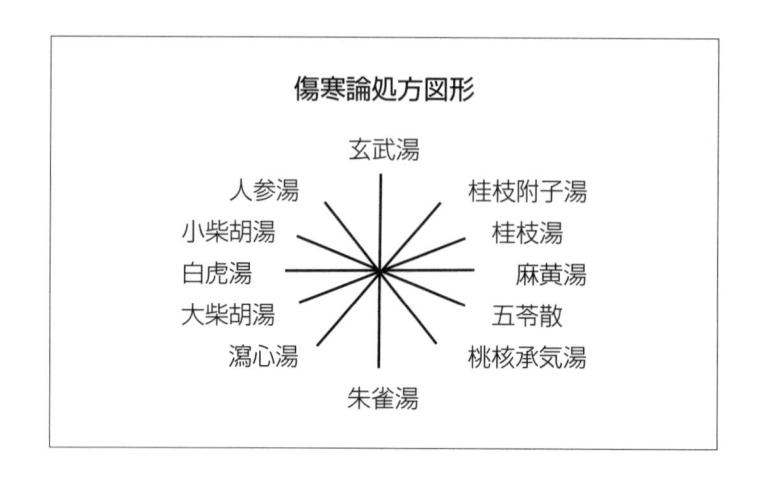

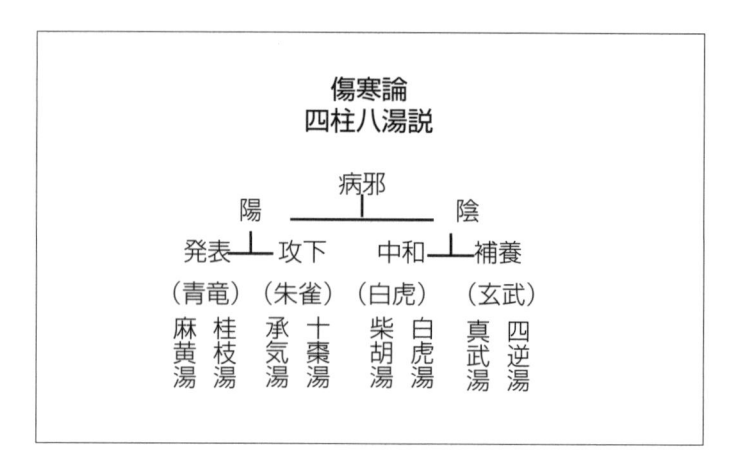

```
          傷寒論処方図形

              玄武湯
      人参湯    │    桂枝附子湯
   小柴胡湯  \  │  /  桂枝湯
    白虎湯 ─── ✳ ─── 麻黄湯
   大柴胡湯  /  │  \  五苓散
      瀉心湯    │    桃核承気湯
              朱雀湯
```

```
           傷寒論
          四柱八湯説

              病邪
       陽 ─────┴───── 陰
    発表─┴─攻下  中和─┴─補養
   （青竜）（朱雀）（白虎）（玄武）
   麻 桂  承 十  柴 白  真 四
   黄 枝  気 棗  胡 虎  武 逆
   湯 湯  湯 湯  湯 湯  湯 湯
```

　図は中国のテキストにある剣持先生の傷寒論の処方解説である．これを四柱八湯説という．さらに気・血・水という分類がある．これは，気は自律神経の働き，血は血液・内分泌の働き，水は体液・免疫の働きと理解するとわかりやすい．それぞれに気の滞りは気鬱・肝欝と表現する．代表方剤は柴胡剤である．またヒステリー発作のように，自律神経の発作型は気逆という．竜骨・牡蛎のような安定剤を用いる．自律神経の脆弱な状態は気虚という．代表方剤は四君子湯である．血液の循環不全は瘀血（おけつ）という．代表方剤は桂枝茯苓丸（No.25）である．血液の作用の虚弱は貧血のみならず，皮膚の栄養不足をもきたす．これを血虚という．代表方剤は四物湯（No.71）である．水のあふれた状態は水毒という．代表方剤は五苓散（No.17）である．水が不足して脱水の

予備軍の状態を律虚といい，滋陰剤が代表である．

さてここで，安保先生の白血球の自律神経支配理論を検証してみたい．まず，顆粒球が多いと活性酸素が増えるため癌になりやすいという．そこで当院では，顆粒球とP53抗体の関係を調べてみた．対象は73例の癌患者（平均年齢60.2才），術後の症例と手術不能例をあわせて調べた．縦軸に顆粒球数，横軸にP53抗体をプロットするときれいに相関した．表のダブルサークルは，画像診断的に再発が認められているものである．

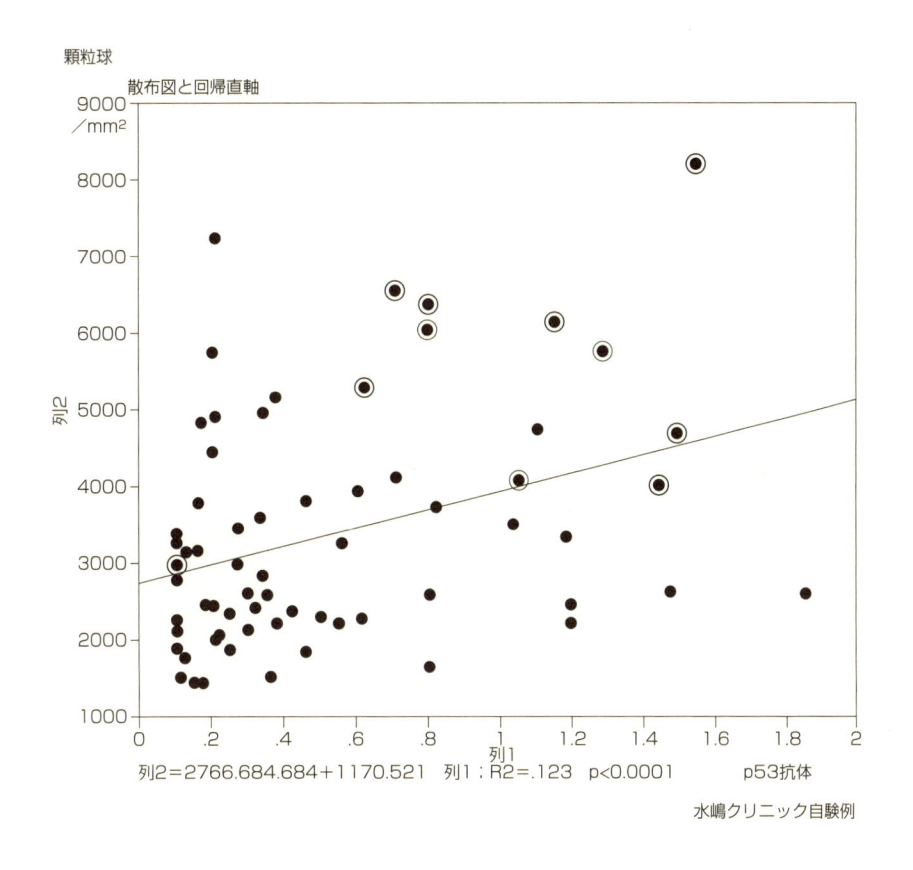

顆粒球
散布図と回帰直軸

列2 = 2766.684.684 + 1170.521 列1；$R^2 = .123$　$p < 0.0001$　p53抗体

水嶋クリニック自験例

次に長野県は日本でも最も長寿県で，そのなかでも佐久市は長寿で有名である．そこで佐久市在住の70才以上の方のリンパ球を調べてみた．

佐久市の70才以上のリンパ球			
◆	平均年齢	リンパ	顆粒球
男性(N=15)	78.8	40.9%	50.7%
女性(N=21)	80.2	40.0%	50.8%
◆新潟大での健康者100名			
		38.9%	57.0%

症例は36例，平均年齢男性78.8才，女性80.2才．するとリンパ球は40.0％を越えていた．これは新潟大での健康な人100例の平均リンパ球38.9％にくらべ大変高い数値である．やはり癌の発生とリンパ球もしくは顆粒球は，相関があるようである．当院は癌を見逃さないということでも人気があるのであるが，その秘密はここにある．

次に，当院を受診した881例に対し，漢方薬を用いた前後でリンパ球と顆粒球を測定してみた．

対象は，2002年2月1日～10日までに水嶋クリニックを受診した患者のなかで，3月前に白血球分画を調べているもの（ただし，CRP陽性の患者とウイルス感染の方は除外・3月前と受診時に白血球総数1300/mm3以上変動するものは除外とした）の総数881名，内針灸治療者123名，現代薬治療者134名，漢方薬治療6者24名である．

風邪などの急性疾患は投与5日にて，アレルギーや免疫の変化を期待するものは3か月で測定した．本来，漢方薬は苦いもの，嫌なものという反応から，副交感神経が優位になるものであるが，先程述べたように漢方にも交感優位にするものが含まれる．例えば中国五行説から肺に作用する辛味のものである姜（カプサイシン），桂皮（シンナムアルデヒド），麻黄（エフェドリン），附子（アコニンサン）は，すべて交感神経優位にする作用がある．また肝に作用する酸味では白朮（酢酸）や枳実（シネフリン）も交感優位である．ただし腎に作用する塩味の牡蛎（カルシウム）や，心に作用する苦味の黄連（ベルベリン），脾

に作用する甘味の大棗（ブドウ糖），茯苓（グルタミン酸）は副交感刺激である．しかし漢方薬は Complex Medicine であるため，単味の方剤はほとんどない．さまざまな漢方薬に甘草がよく入れられていることはご存知だと思う．これは甘草と茶葉に含まれるフラボノイドが，自由電子を吸着することで，交感の働きすぎや副交感の働きすぎを抑制しているからである．

❖ 通常の NSAIDs（COX1 阻害剤）

まず，通常の NSAIDs（COX1 阻害剤）を用いたところ，N＝15，投与 3 か月にてリンパ球は 32.9％が 26.5％に，顆粒球は 58.8％が 67.6％になった．これは明らかに交感神経に優位に働いて，鎮痛効果をもたらしていると考えられるが，漢方薬の鎮痛剤（芍薬甘草湯と芍薬甘草附子湯）を用いたところ，N＝14 で投与 3 か月後ではリンパ球は 35.3％が 37.0％，顆粒球は 55.2％のままだった．これは交感優位にしない鎮痛効果が得られていると考えられる．もちろん鎮痛効果としては NSAIDs の方が有用であった．ただし，血流阻害をきたしたくないケースや副作用が問題になるケースでは，漢方系の鎮痛剤が有用である．

NSAIDsと漢方鎮痛剤

◆NSAIDs群　N=15　平均年齢67.8±11.0

白血球	5766±1773		
顆粒球	58.8±7.5	67.6±8.8	p<0.001
リンパ球	32.9±7.8	26.5±9.6	p<0.015

◆漢方鎮痛薬群　N=14　平均年齢59.7±15.0

白血球	5471±1129	
顆粒球	55.2±7.0	55.2±8.6
リンパ球	35.3±7.8	37.0±8.9

❖ 麻黄湯について

次に，麻黄湯（No.27）と桂枝湯（No.45）で調べてみた．まずウイルス感染では表実証といわれ，自律神経が強く働き，体表面での立毛筋反射が強い場合に用いる麻黄湯 G では，投与前後 5 日で顆粒球 56.2％が 56.8％，リンパ球 35.1％が，34.5％となった．確かに交感神経優位に働き発汗解熱に作用するこ

とが推察されるが，甘草の抑制作用より著しい交感優位にはならない．これが漢方薬の穏やかな作用といわれる所以であろう．麻黄湯は麻黄—桂枝のペアで交感優位にし，感冒を治癒へと誘導するが，杏仁はアミグダリンで咳止めとして合併症を防ぎ，甘草は交感優位にしすぎないための抑制効果と考えられる．それが古典では表実証として無汗・発熱・鼻閉を目標にすると記載されている．また投与目標は，脈診でも述べたように，肺を代表する脈が浮脈であるという事が目標になる．

麻黄Gと桂枝G

◆麻黄湯G　N=26　50.3±13.0才
　麻黄湯4例　小青竜湯12例　葛根湯8例など
　白血球　　5703±1749
　顆粒球　　56.2±10.1　　56.8±9.7
　リンパ球　35.1±9.2　　 34.5±8.4
◆桂枝湯G　N=28　51.6±13.4才
　桂枝湯6例　桂枝加朮附湯8例など
　白血球　　5600±1762
　顆粒球　　56.6±9.8　　 56.6±9.6
　リンパ球　35.6±9.1　　 34.7±8.2

　まとめるなら，麻黄湯Ｇは漢方のなかでは交感神経優位にする方剤で，浮脈を目標にしながら，清熱・抗ウイルス・鎮痛を目的として使用する．麻黄湯は風邪の引き始めでまだ副交感優位の時期，つまりくしゃみ・鼻水・ゾクゾクの時期に使用するということになる．

　一方桂枝湯Ｇは，副交感優位の時期，感冒初期でゾクゾクしながらしっとり汗をかいている時期に用いる．

　また鼻づまりを解消してくれることから，乳幼児の鼻閉で哺乳困難にも有用である．なぜ乳幼児かというと，乳幼児は皆副交感優位だからである．麻黄湯の加減方に小青竜湯（No.19）がある．これは東の青竜のもととなった方剤でもあり，麻黄湯に半夏・細辛を加えた方剤である．半夏は先程利水剤でも出てきたように，上部消化管の利水が中心で，嘔気を取ると同時に，上半身の余分な水分を代謝してくれる．細辛は表面麻酔剤で，咽頭や鼻粘膜の血管透過性を

抑制して，鼻水やくしゃみを取ってくれる．つまり水分代謝の盛んな感冒やアレルギー性鼻炎に有用である．これは二重盲検試験においても有用性が確認されている漢方薬である．確かに好酸球を減少させることが知られている．ただし，使用目標は心下水気音があるということである．

腹診にて心下部にポチャポチャ音がある場合に用いられたい．それでも効果がないと思われる人は，漢方的な冷えか，熱に対する方剤が少ないのである．

例えば，鼻腔粘膜が蒼白で，冷たい風や冷飲食で発作が誘発されるという人は，冷えの漢方を加えるべきである．冷えは北の守り神であった．つまり附子である．小青竜湯に附子を加えるか，また麻黄附子細辛湯（No.127）に変方する．鼻腔粘膜が赤く，くしゃみのあと鼻のつまりがひどく，また目が痒い人は，IL-6が多いのである．これは漢方では西の守り神であった石膏を加えると良い．小青竜湯に小柴胡湯加桔梗石膏（No.109）を加えるか，また桔梗石膏の附加エキス剤を用いると良い．心下水気音が認められない場合には，熱型には清上防風湯（No.58）や，葛根湯加川弓辛夷（No.2）また麻杏甘石湯（No.55）などを用いる．冷え型には苓甘姜味辛夏仁湯（No.119）がおすすめである．私は小青竜湯に抗ヒスタミン剤を併用している．これは抗ヒ剤の即効性と抗好酸球作用の漢方薬を併用して効果を倍増させるためである．

つまりこの東西南北の方剤の用い方は，急性期の諸疾患に用いることのできる考え方なのである．ただ残念ながら麻黄湯や小青竜湯ではIL-4，IL-5，つまりTh2を変化させることはできない．これは後で述べるが，慢性期になったら，つまりマスト細胞から好酸球が主の場合は麻黄剤で良いが，Th2が病変の主となったら柴胡剤などTh2を減少させる漢方薬が必要なのである．

麻黄附子細辛湯は，附子というアルカロイド系強心剤の配合があり，心機能が弱い老人や虚弱者の感冒に有用である．細辛は表面麻酔としての鎮痛効果があり，感冒・アレルギー以外にも帯状疱疹後神経痛などに用いられる．細辛を痛みどめとして用いるのは，他に立効散（No.110）という方剤がある．これは抜歯後の痛みに用いる．口の中で時間をかけて含んだ後ゆっくりと飲みほす．麻杏甘石湯は，麻黄と石膏が同時に入っている方剤で，血管透過性と乾燥うつ熱に対応する．走った後に咳が出るような小児の気管支喘息に頻用される．五虎湯（No.95）は，麻杏甘石湯に肺熱をとる桑白皮を加えたもので，黄色い痰が出て困るような場合に用いる．越婢加朮湯（No.28）も，麻黄と石膏が同時に処方された方剤で，皮膚表面の熱とむくみに用いる．神秘湯（No.85）は，

浅田宗伯の創生で，麻黄・杏仁とともに柴胡を加え，急性期にも慢性期にも対応ができるようにした気管支喘息の名方である．

❖ 麻黄湯

次に麻黄湯Gについて述べてみたい．

まず麻黄湯（No.27）であるが，類聚方には「治喘而無汗，頭痛，発熱，悪寒，身体疼痛者」とある．傷寒論にも同様の記載がある．これは風邪の初期，つまりリンパ優位の時期に麻黄のL-エフェドリンの交感神経刺激を期待して用いるもので，プロスタグランジンE2の刺激により視床下部が反応し，生体の発熱を上げようとしている場合に，皮膚表面の自律神経が強く反応し汗腺や毛根を閉じている状態をさす．つまり自律神経の強い人に用いる漢方であり，悪寒しながら鳥肌が立つというのがポイントである．この場合にはリンパが優位なため患者の右手の寸脈が強く浮いている．これを浮脈という．実際に風邪の初期のみならず，インフルエンザウイルスにも逆転写酵素を阻害することが認められており，抗ウイルス作用がある．特に交感神経刺激は鼻閉を改善するため，乳児の鼻閉塞に用いられることも多い．乳児は副交感優位であるからである．成書には発熱は39度以下，白血球数は12000を越えないとあるが，これはあくまでも目標値であり，実際には証に合えばこれ以上でも大丈夫である．

❖ 麻黄附子細辛湯

麻黄湯のグループとしては麻黄附子細辛湯（No.127）であるが，これは麻黄湯の裏処方である．傷寒論には「少陰病，始之得，反発熱，脈沈者」とあり，勿語方函口訣には「此方少陰ノ表熱ヲ解スルナリ，一老人咳嗽吐痰，午後背洒淅悪寒シ，後微似汗ヲ発シテ止マズ，一医陽虚ノ悪寒トシテ医王湯ヲ与エテ効ナシ．此方ヲ服ス，僅カ五貼ニシテ癒ユ」とある．これは初期に麻黄湯を用いたものの，かえって発熱し脈は沈んでいるとあり，少陰病の特徴である心機能減弱が基礎にあるため，麻黄湯が合わないケースである．心機能の減弱している者は，発熱よりも悪寒や倦怠感，手足の冷えなどが出現するのである．麻黄を用いるためやはり無汗であるが，附子の証が前面にでて，無汗，悪寒，倦怠感，手足の冷えなどが主証となる．軽いウイルス性の心筋炎ではないかと考える．特に脈の沈遅が認められる洞不全症候群（SSS）に応用される．また細辛は局所麻酔効果があるため，冷えを伴う帯状疱疹後神経痛，特に肋間神経痛に

用いられることがある．また麻黄湯の裏処方として，胃腸虚弱の冷え型のアレルギー鼻炎にも応用される．この場合には心下の水気音は必要でない．もちろん麻黄が胃腸に障る場合には，麻黄を処方から除くのが本来の処方となる．中国では再造散という処方が知られているが，いまだ日本ではエキス剤型になっていない．

❖ 小青竜湯

次に小青竜湯（No.19）であるが，傷寒論には「表不解，心下有水気，乾嘔発熱自咳，或渇，或利，或小便不利，少腹満，或喘者」とあり，また勿語方函口訣には「此ノ方ハ表解セズシテ，心下水気アリテ咳喘スル者ヲ治ス．又溢飲ノ咳嗽ニモ用ユ．其人咳喘急寒暑ニ至レバ必ズ発シ，痰沫ヲ吐テ臥スルコト能ハズ．喉中シハメクナドハ心下ニ水飲アレバナリ．此方ニ宣シ．若シ上気煩燥アレバ石膏ヲ加フベシ」とある．これは，風邪の初期の状態（表）が治らないときに水毒が出現し，痰の多い咳やくしゃみ，鼻閉，悪寒や冷えが出てきたものである．これらは上腹部の水気音がポイントになっており，麻黄湯に半夏・細辛の利水剤を配合しているためである．もちろん，麻黄グループであるため，自律神経が強く胃腸の強い人にもちいられる．また，麻黄の表在血管透過性の変化を基本とするため，鼻汁がたらたら流れるのや鼻閉を改善するためのアレルギー性鼻炎の代表方剤とされる．MAST細胞のヒスタミン遊離を抑制するとともに，抗好酸球効果もある．また最近の知見では，アレルギーの最初の認識元であるTh2細胞の抑制効果もあるとされる．私はMAST細胞の抑制を強くするために抗ヒスタミン剤を併用することが多い．ただし，腹部の水気音がなければ用いてはならない．これは叩いたときのポチャポチャ音であったり，腹部の不快感であったりするが，これが小青竜湯の証であることを忘れてはいけない．

❖ 越婢加朮湯

次いで越婢加朮湯（No.28）であるが，これは麻黄と石膏の両方の作用をもっている．慢性病について記載された金匱要略には「治一身悉腫，喘而渇，自汗出，悪風者」とある．これは風水の要薬といわれ，皮膚の浅いところの浮腫，つまり指圧痕のつかない浮腫を示すとされる．これは麻黄が皮膚表面の水チャンネルを動かし，また石膏が皮膚の水分を深いところに流すためといわれ（京都・江部洋一郎の経方理論），皮膚表面の浮腫を取る働きがある．もちろん，麻

黄グループであるため，自律神経の強い人で，汗に関しては出る人も出ない人もある．口渇，浮腫，筋肉が重い，関節が腫れるという病態に用いる．皮膚の表皮に近い部位の炎症性皮膚炎，たとえば急性腎炎や多形性浸出性紅皮症，IからIIの熱傷などに用いる．真皮つまり皮膚の深いところのむくみは皮水といい，防已黄耆湯（正確には防已茯苓湯）を用いる．葛根湯（No.1）は麻黄湯と桂枝湯に葛根を加えたもので，風邪の初期，リンパの時期に用いるが，自律神経の強い人にも弱い人にも考慮されたすぐれた感冒薬である．ただし麻黄が入っているため，交感神経の過緊張の胃腸症状や不眠・動悸には要注意である．傷寒論には「太陽病，項背強几几，無汗悪風」とあり，類濡方には「治項背強急，発熱悪風，或喘，或身疼痛者」とあり，麻黄湯の証に首から背中のこりや痛みがポイントである．これは葛根が筋肉内の血流を改善しこわばりをとるためである．このため，感冒の初期以外にも首や背中のこり，つまり頚肩腕症候群などに用いられる．葛根湯から葛根をとったものに桂麻各半湯（東洋薬行）がある．これは傷寒論では「太陽病，得之七八日．如瘧状．面色反有熱色者．未欲解也．以其不能得小汗出．身必痒」とあり，皮膚の掻痒感の強いものに用いる．

麻黄湯グループ

◆麻黄湯:麻黄・桂枝・杏仁・甘草
　表実証:無圧・発熱・鼻閉・脈浮緊

麻黄附子細辛湯(127)　　根加朮附湯（サンワ）
小青竜湯(19)　　　　　　五虎湯(95)
麻杏甘石湯(55)　　　　　桂麻各半湯（東洋）
越婢加朮湯(28)　　　　　神秘湯(85)
葛根湯(1)

❖ **麻黄湯の作用（まとめ）**

　以上をまとめると，麻黄湯の証は自律神経の強い人で，胃腸の強い，体格の良い人，腹診では腹力が強くまた脈診では浮脈を目標にする．風邪の初期のリンパ優位の時期に悪寒しながらも無汗の人に用いる．またこの方剤を慢性病に用いるために，まず麻黄附子細辛湯は附子の証のため冷えと倦怠感が目標とな

り，越婢加朮湯は麻黄と石膏の合方で皮膚の浅いところの浮腫，小青竜湯は麻黄湯の証に心下水気音が目標になる．葛根湯は麻黄湯の証に首や肩こりが合併したもので，桂麻各半湯は麻黄湯の証に皮膚のかゆみのあるもの，ということとなる．

麻黄剤の解説

◆麻黄剤－交感優位
　　　　浮脈を目標に清熱
　　　　抗ウイルス・鎮痛
◆麻黄湯(27)風邪の引き始め
　　　　副交感の時期
　　　　交感鼻閉塞
◆小青竜湯(19)
　　　　麻黄湯＋半夏・細辛（利水）
　　　　水の多い風邪
　　　　アレルギー鼻炎
◆麻黄附子細辛湯(127)
　　　　麻黄湯＋附子（冷え）
　　　　冷えのアレルギー
　　　　細辛は局所麻酔剤
　　　　帯状疱疹など神経痛

以上からもわかるように，漢方を東西南北の外的因子に対し用いるときには，寒に附子，湿に麻黄・桂枝，熱に石膏・柴胡（柴胡・黄芩のペア）が必要となるが，効果がないときには石膏（コタロー桔梗石膏エキス），附子（ツムラ修治附子末・サンワ加工附子），大黄末などを加味することで効果が出現することが多い．もちろん慢性病に対する内的因子には証をよく見て，柴胡剤（柴胡・芍薬のペア）や当帰剤・地黄丸剤などを用いる．

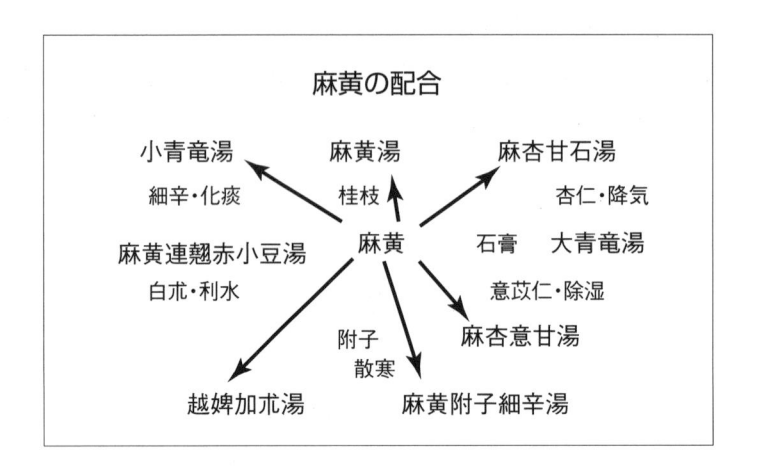

```
        麻黄の配合

小青竜湯      麻黄湯       麻杏甘石湯
細辛・化痰    桂枝          杏仁・降気
麻黄連翹赤小豆湯         石膏   大青竜湯
白朮・利水           意苡仁・除湿
                          麻杏意甘湯
             麻黄
             附子
             散寒
越婢加朮湯       麻黄附子細辛湯
```

❖ **桂枝湯について**

　次に，桂枝湯（No.45）である．桂枝湯は皮膚表面の自律神経が弱く，立毛筋反射がうまくできず，体内に熱を持たねばならない副交感の時期にも発汗がある表虚証であった．この場合顆粒球が56.6％のまま，リンパ球は35.6％から34.7％になり，麻黄湯よりさらに弱い交感神経優位である．ほとんど変化がないといった方が良いかもしれない．漢方薬では基本的に副交感優位になることからみれば，やや交感優位かといった程度である．これは桂枝・生姜のペアが，少し交感優位にして，発汗と解熱作用を持たせながら，芍薬・大棗は循環血漿量を増加させ，汗が出すぎて脱水にならないように配慮しているのである．つまり，自律神経の弱い虚弱者の感冒や，感冒以外の疾患の発汗や自汗に用いたり，また自律神経からくる動悸にも用いられる．古典では虚証の代表方剤であり，風が吹くと倒れるような人や，青白い顔をした書生に用いろと書かれている．つまり自律神経が弱く汗をかきやすい，また動悸がしやすい人に用いる．

❖ **桂枝舌**

　この場合，舌の表面がつるっとしていて舌乳頭がほとんど透見できない，またうすい苔のみついているのが特徴である．もちろん脈は浮脈である．これを，桂枝湯Gを用いるサインであることから，桂枝舌という．使用目標は腹部の動悸と発汗であり，上衝感というなんとなく気持ちの悪さが下から上に上がってくるような場合に用いる．もちろんウイルス感染の初期に用いる方剤なのであるが，これを慢性病に用いてみようという場合には，その効果を強調するため1・2薬を加味することが多い．

冷えが強い人には附子を加え，桂枝加附子湯を用いる．また桂枝湯に芍薬を増量すると桂枝加芍薬湯（No.60）となる．芍薬は，芍薬甘草湯（No.68）が下肢クランプに有効なことからもわかるように，筋肉の痙攣を緩和する働きがある．つまり桂枝加芍薬湯は，腹直筋が緊張しているような病態に用いる．つまり過敏性腸症候群やしぶり腹に用いる．便秘が強いタイプの過敏性腸症候群なら，大黄を加えて桂枝加芍薬大黄湯（No.134）を用いる．さらに桂枝加芍薬湯に膠飴【こうい】という小腸血流を増加させる薬方を加えると，小建中湯（No.99）となる．小建中湯は小児の体質改善によく用いられる名方であるが，これは自律神経失調の改善と，消化管の機能増強に働くからである．やはり目標は腹直筋の緊張である．小児では臍静脈の遺残として索状物を触れることがあり，これを正中芯といい，腹直筋の緊張と同義である．自律神経からの夜尿症や食欲不振などに用いられる．

　同じ建中湯では小建中湯に当帰を加えた当帰建中湯（No.123），これは当帰の補血・活血作用，つまり鉄分の補給と抗プラスミン活性で，生理痛や脱肛の痛みに有用である．

　次に小建中湯に黄耆を加えたものが，黄耆建中湯（No.98）である．黄耆の皮膚免疫活性作用と抗疲労作用により，いつも風邪気味で疲れやすい人に有用である．さらに最近の知見では，皮膚の免疫活性を上昇させる為，ウイルス性の皮膚疾患に有用である．とくに伝染性軟属腫には一度お試しいただきたい処方である．免疫活性の弱い老人の易感冒・褥そう・便秘にも有用であり，治りにくい褥そうには黄耆建中湯と当帰建中湯を合方する場合もある．これを帰耆建中湯という．これらを桂枝湯芍薬増量群といい，いずれも腹直筋の緊張が目標である．

　また，桂枝湯に竜骨・牡蛎のカルシウムを加えると桂枝加竜骨牡蛎湯（No.26）になる．カルシウムには精神安定作用があるため不眠や夜驚症・動悸などに有用であるが，特に精神的なインポテンツによく用いられる．特徴は頭にふけが多いということである．桂枝湯に茯苓と白朮を加えると苓桂朮甘湯（No.39）になる．どちらも上半身の湿，いわゆる余分なリンパ液を流してくれるため，消化管の水を取る．同時に利水剤は強い副交感神経刺激をするため，メニエルや内耳性めまいをとってくれる．目標は臍上の動悸である．

　さらに当帰四逆加呉茱萸生姜湯（No.38）は，桂枝湯に当帰・細辛の補血と鎮痛に加え，呉茱萸・生姜という交感優位の散寒剤が処方されており，種々の

外的因子による冷えの病態に適応する．特にしもやけ，手術後の不定愁訴，冷えによる腰痛などである．目標は手足の強い冷えである．温経湯（No.106）は，これに阿膠，牡丹皮の補血，活血作用と麦門湯の滋陰が加わる．これらは循環血漿量増加の効果があり，女性のエストローゲン増加作用や高LH抑制作用があり，排卵を促進する．目標は桂枝湯の体質に下半身は冷え性であるが，口の乾きや手足のほてりを訴えるケースである．手の汗疱状湿疹などにも応用される．

炙甘草湯（No.64）は，桂枝湯に炙甘草，人参，阿膠，麦門冬が配合されている．人参・麦門冬は増液湯ともいい，循環血漿量を保つとともに，炙甘草・阿膠にて復脈，つまり脈を正常化する働きがある．これは中枢神経系の抑制の低下や，自律神経系の過亢進による不整脈を治療し，心房細動や甲状腺機能亢進に伴う動悸，神経性心悸亢進などに適応する．これらは桂枝湯の加減方で，桂枝湯Gと呼ばれる．つまり自律神経の脆弱な，発汗と動悸を目標に用いていただきたい．

ここで桂枝湯について古典を見てみると，尾台榕堂の類聚方広義には「桂枝湯，治上衝．頭痛．発熱．汗出．悪風．腹拘攣者」とある．また原典の傷寒論には「太陽中風．脈浮而陰弱．陽浮者熱自発．陰弱者汗自出．嗇嗇悪寒．淅淅悪風．翕翕発熱．鼻鳴乾嘔者」とある．これらは元来の胃腸虚弱にウイルス感染が合併したものと考えられ，自律神経の脆弱を示していると考えられる．尾台の類聚方には上衝感が重要とある．これは腹部触診の際の動悸を示すと考えられ，つまり桂枝湯の証は自汗と腹部触診の動悸と思われる．またこのような場合には舌がつるっとして舌乳頭が見えないような場合が多く，これを桂枝舌と呼ぶ．自汗・動悸・筋肉の痙攣・自律神経の脆弱という病態は，不明微熱を主訴とする自律神経失調症や発汗異常に用いられるが，本来は桂枝湯はウイルス感染の初期リンパ優位の際に用いるものであるため，慢性病に応用するにはその効果を強くするために，加味方を加えていくことが必要である．

上衝感つまりのぼせが強くなった場合には，さらに桂枝を加えて桂枝加桂湯（エキスにはない）を用いる．桂枝湯の証で肩こりを強く訴える場合には，桂枝加葛根湯（東洋）を用いる．自律神経の弱い女性の肩こりに適応する．桂枝湯の証で喘鳴が強くなった場合には，桂枝加厚朴杏子湯（東洋）を用いる．風邪をひいてすぐに喘鳴が出る場合に適応する．さらに芍薬を増やすと芍薬甘草湯の方意となり，筋肉の痙攣に適応する．つまり桂枝湯の証（自汗・動悸・自律

神経脆弱）で腹直筋緊張が著しい場合に適応する．この場合には，腹直筋だけでなく腸管平滑筋も痙攣するため，腹痛やしぶり腹を訴える．つまり過敏性腸症候群である．

　桂枝加芍薬湯（No.60）については，尾台の類聚方に「桂枝湯証治，而腹拘攣甚者．按即寧，腹満時痛者」とある．つまり桂枝湯の証で腹直筋の緊張が著しい腹痛に用いる．また便秘がある場合には大黄を加え，桂枝加芍薬大黄湯（No134）とする．

　小建中湯（No99）とは桂枝加芍薬湯に膠飴を加えたもので，やはり桂枝湯芍薬増量群である．金匱要略には「治裏急．腹皮拘急．及急痛者．虚労．悸衄．腹中痛．夢失精．四肢痠痛．手足煩熱．咽乾口燥．男子小便自利．婦人腹中痛」とあり，勿語方函口訣には「此ノ方ハ中気虚シテ腹中ノ引パリ痛ムヲ治ス．スベテ古方書ニ中ト云フハ，脾胃ノコトニテ，建中ハ脾胃ヲ建立スルノ義ナリ．此ノ方ハ柴胡別甲・延年半夏・解労散ナドノ如ク，腹中ニ痃癖アリテ引パリ痛ムト異ニシテ，唯血ノ乾キ，俄カニ腹皮ノ拘急スル者ニテ，強ク按セバ底ニ力ナク，タトエバ琴ノ糸ヲ上ヨリ按スガ如キナリ．積聚腹痛ナドノ症ニテモスベテ建中ニハ血ヲ潤シ，急迫ノ気ヲ緩ムルノ意ヲ以テ考エ用ユベシ．全体腹グザグザトシテ力無ク，ソノ内ニココカシコニ凝リアル者ハ此方ニテ効アリ」とある．小建中湯は桂枝湯の証に腹直筋の緊張を加え，さらに鼻血・手足のほてり・夜尿症などが証となる．これは膠飴が消化管内の雑菌巣を整え，小腸粘膜免疫に働きかけるためと思われる．さらに小建中湯に黄耆を加えると黄耆建中湯（No.98）になる．黄耆は皮膚表面免疫を強くする働きがあるため，風邪をひきやすい，老化や種々の原因で皮膚免疫が低下している病態に用いる．代表は小児の伝染性軟属腫，いわゆる水疣である．類聚方には「桂枝湯証，盗汗自汗者」とあり，寝汗がひとつの証になっている．さらに小建中湯に当帰を加えると，当帰建中湯になる．当帰は補血作用があるため，胃腸の弱い方の脱肛，腹痛に用いる．さきほどの黄耆建中湯と当帰建中湯を半々混ぜ合わせると，帰耆建中湯といわれ，黄耆の皮膚免疫強化の作用と当帰の補血作用をあわせ，治りにくい皮膚潰瘍に用いる．

　これらの方剤を桂枝湯芍薬増量群という．

❖ **桂枝加竜骨牡蛎湯とは**

　次に桂枝加竜骨牡蛎湯（No.26）については，桂枝湯の証に竜骨・牡蛎というカルシウム剤が配合されている．カルシウムには精神安定効果があるため，自律神経の弱い人の不安神経症に効果がある．古典では類聚方に「桂枝湯証治，而胸腹有道者」とあり，金匱には「夫失精家．小腹弦急．陰頭寒．目弦髪落．脈極虚．孔遅．為清穀亡血失精．男子失精．女子夢交」とある．使用目標は桂枝湯の証で，つまり体格が弱く，自律神経の弱い人で腹部に動悸を触れ，驚きやすく，自汗が出やすい不安神経症となるが，陰頭寒という条文からペニスの先が冷えるという訴えの人に適応する．また若年性脱毛やめまい，インポテンツにも効果がある．繰り返しになるが，この方剤は桂枝湯の証である．苓桂朮甘湯（No.39）は，桂枝湯の証に茯苓・白朮という利水剤の配合がある．これらは利水剤の項目でも出てくるが，茯苓の亜鉛，白朮のマンガンなどの微量元素により細胞の水チャンネルであるAQP（アクアポリン）をふさぐことで，電解質バランスを変化させずに生体内の水移動速度を調節し，利尿効果を得るものである．類聚方には「桂枝湯証治，上衝，起即頭眩，小便不利者」とされ，傷寒には「若吐若下後，心下逆満，気上衝胸．脈沈緊．発汗即動脛」とあり，桂枝湯の証でめまいがあり，心下に動悸を触れるものが目標になる．もし，心下ではなく臍下に動悸を触れる場合には，苓姜朮甘湯や苓桂甘棗湯になる．これは詳しくは利水剤の項目で述べることとする．つまり苓桂朮甘湯は桂枝湯の証で，心下の動悸が著名な者に用い，めまいや機能性胃腸症，寒冷に敏感な咳嗽に用いると効果がある．当帰四逆加呉茱萸生姜湯（No.38）は四逆がポイントで，四逆とは手足の末梢から冷えが出現することを示している．傷寒には「手足厥寒，脈細欲絶者．久寒者」とある．婦人良方には「胸腹満嘔吐，腹痛劇者．治産婦．悪露綿延不止．身熱頭痛．腹中冷痛．嘔而微利．腰脚酸麻或微腫者」とあり，桂枝湯の証で，四肢の激しい冷えと嘔吐・腹痛・足腰のむくみ・冷えなど婦人科の多くの不定愁訴に適応する．特に激しい冷えとは，手術療法の後の不定愁訴に有用である．温経湯（No.106）も桂枝湯の証であるが，これは婦人科の項目で述べることとする．

❖ **桂枝湯の証とは**

　以上をまとめると，桂枝湯の証とは①自律神経の脆弱②動悸・自汗③腹診で上腹部の動悸や汗④舌診で苔のないつるっとしたきれいな舌となる．これは本

来は感冒の初期のリンパ球優位の時期に用いる方剤であるが，自律神経調節機能を目標に慢性疾患にも応用できる．その場合には効果を高めるため何かを加味をすることが多い．竜骨・牡蛎を加えた桂枝加竜骨牡蛎湯は不安神経に，茯苓・白朮を加えた苓桂朮甘湯はめまいに，呉茱萸・生姜を加えた当帰四逆加呉茱萸生姜湯は冷えに，また芍薬甘草湯を加味した芍薬増量群は腹直筋の緊張が目標で，桂枝加芍薬湯や桂枝加芍薬大黄湯は過敏性腸症候群に，小建中湯は小児の腹痛に，黄耆建中湯は皮膚免疫の強化に，当帰建中湯は腹痛に用いることが多い．

❖ 桂枝湯の作用

まとめると，桂枝湯は軽い交感神経刺激と副交感神経の刺激作用を持ち，循環血漿量の保持に作用する．ただし，エキス剤は製造過程において揮発性成分の効果がやや弱いため，シナモンやお酒と一緒に飲用することが望ましい．冷えを伴う上半身の神経痛やRAには桂枝加朮附湯（No.18）を，不安神経症には桂枝加竜骨牡蛎湯（No.26）を，腹直筋の緊張が強いと桂枝加芍薬湯（No.60），メニエルには苓桂朮甘湯（No.39）を，手術後の冷えには当帰四逆加呉茱萸生姜湯（No.38）を，冷えほてりの排卵障害には温経湯，心臓神経症には炙甘草湯を用いる．

❖ 北の守り神，附子

次に北の守り神，附子について述べてみる．附子は植物性アルカロイドであるアコニンサンを含むため，交感優位にて循環血流量を増加し，強心作用と末梢血管拡張作用をもつ．当然交感優位になるはずであるが，実際には顆粒球61.2%が57.0%に，リンパ球は32.2%が35.7%になった．つまり副交感に働いたのである．そこで，新陳代謝を示す白血球の総数で，5000以下の群と以上の群に分けてみると，5000以下の群では顆粒球60.2%が59.2%に，リンパ球33.1%が33.4%となり，また5000以上の群では顆粒球62.5%が56.1%に，リンパ球31.1%が36.5%になった．これは5000以下の群では冷えがよくとれることを示し，つまり冷えが強ければ強いほど交感優位となって冷えを改善するのである．これがよくいわれるように漢方を処方するときには「証」を診ろといわれる所以であり，附子は白血球5000以下の群で有用に作用する．附子Gの処方には，副腎系の刺激であるため，脈診で高骨に上がる前の脈状，つま

り医師の薬指の触れる脈が骨の近くまでしっかりと押し込まないと触れないという特徴がある．これを附子脈という．もちろん四肢の冷えや心臓機能の脆弱を目標にしても良い．

```
                    附子G

◆附子G    N=24    60.9±15.5才
    白血球      5579±1416
    顆粒球      61.2±13.6      57.0±12.8
    リンパ球    32.2±12.8      35.7±12.5
◆白血球5000以上   N=16
    顆粒球      62.5±13.6      56.1±13.3    P<0.001
    リンパ球    31.1±12.1      36.5±11.6    p<0.001
◆白血球5000以下   N=9
    顆粒球      60.2±14.0      59.2±11.6
    リンパ球    33.1±14.3      33.4±11
```

❖ 真武湯について

　附子の代表方剤は真武湯（No.30）である．冷えを伴ううっ血性心不全や易感冒，脳動脈硬化症のめまい，下痢，脊髄血流不全によるふらつきなどに奏効する．エキスにはないが四逆湯（四逆散ではない）も附子のグループで，いわゆる心不全の血流不全に対応する．古典ではショックの際の強心剤として用いられていた．現代ではショックの患者に漢方で対応しようとするドクターはいないと思うが……．

❖ 麻黄附子細辛湯について

　麻黄附子細辛湯（No.127）は，麻黄Gでも出てきたが，虚弱者の感冒と冷えの強いアレルギー鼻炎に対応する．大防風湯（No.97）は下半身の冷えによる神経痛やRAに対応する．人参・黄耆・白朮・甘草といういわゆるTh1アップの補剤の配合があるため，筋肉のやせにも有用であり，RAにはNSAIDsとしてだけでなくDMARDとしても用いられる．附子の加味方としては，ツムラから修治附子末が出ている．0.6gから徐々にアップしていき，1.2gや1.5gを加える．寒い地域では3.0g使う先生もいる．サンワからはアコニンサン錠として発売されている．9Tで1.5gに相当する．それ以外にも当帰芍薬散加附子・芍

薬甘草附子湯・葛根加朮附湯などがエキスにて出ている．これらが附子Gである．目標は冷えと心機能減弱である．

附子グループについて古典を見てみてみると，真武湯（No30）類聚方には「治心下悸，身潤動，振振欲僻地，腹痛，小便不利，或嘔，或下痢者」とあり，また勿語方函口訣には「此方ハ内ニ水気アリト云フガ目的ニテ，他ノ附子剤ト違ツテ水飲ノ為ニ心下悸シ，身潤動スルコト振振トシテ地ニタオレントシ，或ハ麻痺不仁，手足引キツルコト覚エ，或ハ水腫小便不利シ其ノ腫虚軟ニシテ力ナク，或ハ腹以下腫アリテ，臂，肩，胸，背羸痩シ，其ノ脈数微細或ハ浮虚ニシテ大ヒニ心下痞悶シテ，飲食美ナラザル者，或ハ四肢沈重疼痛下痢スル者ニ用ヒテ効アリ」とある．本来は少陰病の代表方剤で四肢の冷えと脈沈もしくは革，精神衰弱など心機能減退の方剤ではあるが，やや附子の量が少ないのが欠点である．少陰病で用いるには附子の量を増やす必要がある．ただ真武湯には茯苓・蒼朮という利水剤が配合されており，むくみやめまいに有効にはたらいてくれる．つまり，心下の動悸と冷えめまいを使用目標とする．また早朝の下痢（五更瀉という）にも有用であり，心機能亢進と末梢血管拡張の作用から多発性神経炎や神経難病などの補助に用いることが多い．

四逆湯（エキスにはない．附子3乾姜3甘草3）は傷寒論に「治四肢厥逆，身体疼痛，下痢清穀，或小便清利者」とある．つまり脈が微弱で沈，冷えで四肢厥冷（四逆とは手足の末梢から冷えあがる状態）という種々のショック状態に用いる．つまり，附子の証とは冷えと心機能減退によるむくみ，また「少陰病ただ寝んと欲す」から，精神的に活動が沈滞しているうつ状態のような場合をさす．附子剤はアルカロイドのため中毒作用に要注意である．初期症状としてはほてり・口の周囲のしびれを訴え，さらに唾液分泌の増加，吐き気，動悸，蟻走感があれば附子中毒を疑う．

附子グループ

◆附子－精神衰弱・四肢の冷え・脈沈

真武湯・30	修治附子末（ツムラ）
四逆湯	アコニンサン錠（サンワ）
麻黄附子細辛湯・127	当帰芍薬散加附子
大防風湯・97	

❖ 石膏グループ

　次に，西方の石膏Gをみてみよう．これは乾燥によるうつ熱を取る作用であった．つまり循環血漿量を増加させながら細胞外液を満たし，IL-6に代表される炎症性サイトカインを抑制するのである．先程と同じように石膏Gの投与前後にて，顆粒球は58.9％から55.1％，リンパ球は32.8％から34.9％になった．これは抗炎症が交感優位であることを考えると説明がつかないが，IL-6（正常値6 pg/ml）を平均の8以上の群で調べると，顆粒球56.4％から59.8％に交感優位にて抗炎症に働いていた．しかし，IL-6が8以下の群ではリンパ球が32.4％から38.3％となり，副交感優位に働いていた．これも生体側の自律神経の状態にて，漢方薬の作用が関わると思われる．つまり炎症が強いほど石膏は抗炎症に作用するのである．

```
                    石膏G

◆石膏G    N=21    42.9±22.8
    白血球      6066±1718
    顆粒球      58.9±9.8      55.1±14.6
    リンパ球    32.8±7.6      34.9±13.
◆IL-6   8以上（平均11.4±
    顆粒球      56.4±7.6      59.8±13.8   P<0.001
    リンパ球    33.3±4.8      31.1±12.2   P<0.00
◆IL-6   8以下（平均5.2±1.
    顆粒球      61.2±11.3     51.0±14.7   P<0.001
    リンパ球    32.4±9.8      38.3±13.9   p<0.001
```

　代表方剤は白虎湯であるが，エキスでは人参を加えた白虎加人参湯（No.34）がある．石膏と知母にて滋陰（体液の補充）と抗炎症に働き，粳米（うるちまい）と人参でさらに細胞外液を補充するように組成されている．使用目標は喉の渇きと乾燥とあるが，脱水に伴う炎症性疾患に広く用いることができる．人参・石膏は血糖を下げる働きがあるため，喉の渇きのある糖尿病によく用いられるが，喉の渇きがなくても，初期の糖尿病に広く用いても良い．最近の研究

では，このような人参を含んだ方剤は，膵臓のランゲルハウス島を保護することが知られている．そのほか乾燥性の皮膚疾患や，逆に炎症後の乾燥の保護にも用いられる．

白虎湯の加減

◆石膏　知母　甘草　粳米
　　陽明病（気分熱）を清する代表方剤

　気虚:加人参　　　　　　　　白虎加人参湯
　院虚:加人参・麦門冬・竹葉　　竹葉石膏湯
　口喉の炎症:加地黄・麦門冬　　玉女煎
　関節リウマチの表証:加桂枝　　白虎加桂枝湯
　往来寒熱:加柴胡　　　　　　　柴胡白虎湯

❖ 越婢加朮湯

　越婢加朮湯（No.28）は石膏と麻黄を含んだ方剤であり，古典では「すべからく体のむくみに用いよ」と書いてある．ここで問題になるのはいわゆるむくみには2種あることである．「金匱要略」には，皮膚表面のむくみを皮水と表現してある．これは表皮（正確には表皮に近い真皮）に起こったむくみで，例えばやけどのときのように，指の跡がつかない「てかてかしたむくみ」のことを指す．また真皮（正確には深い真皮）のむくみは，指圧痕がつくようなむくみである．これを風水もしくは肌水という．この越婢加朮湯は皮水を解消する方剤である．やけどのあとのような，かき壊すと滲出液がでてくるような病態に有用である．

❖ 消風散

　消風散（No.22）も石膏が含まれるが，当帰・地黄など皮膚乾燥をとる薬味が配合されているため，浸出液のおおいタイプから乾燥肌まで広く使われる皮膚病の名方である．蝉退はセミのぬけがらであるが，抗ヒスタミン作用がある．中国では他に抗ヒスタミン剤として全蠍（さそり）なども用いる．

　小柴胡湯加桔梗石膏（No.109）は小柴胡湯（No.9）という自律神経失調をともなう遷延性炎症に対する方剤に，桔梗石膏という喉の抗炎症剤を配合している．ストレスの強い人の慢性喉頭炎や耳管閉塞などに用いる．炎症型のアレルギー性鼻炎に用いることもある．桔梗石膏だけのエキスもあり，これは他の方

剤に抗炎症剤を配合したいときに用いる．ここで問題になるのは同じ漢方の抗炎症剤である黄連解毒湯（No.15）との鑑別であるが，黄連解毒湯は体を乾燥させるのに対して，石膏Gは体液を補充しながら抗炎症に働くのである．

　石膏以外では，黄色の名前のつく黄連・黄芩・黄柏や，煎じると黄色になる連翹・山梔子・知母などが同じ作用を持つ．白虎加人参湯（No34）を古典から見てみると，類聚方には「服桂枝湯，大汗出後，大煩渇不解，脈洪大者」とある，また傷寒論には「治大渇引飲．煩燥者．心下痞硬者」とあり，陽明病の主薬であることがわかる．勿誤方函口訣にも「此方ハ白虎湯ノ証ニシテ，胃中ノ津液乏クナリテ，大煩渇ヲ発スル者ヲ治ス」とある．つまり陽明病とはウイルス感染のあと発熱の極期を指し，大熱・大渇・大汗・脈洪大の4大症状を主とする．当然乾燥があれば，咽頭・気管支の鞭毛運動が低下し，ウイルス感染を引き起こすため，微熱が出ることが多い．この場合には舌に黄色い苔をつけるのが特徴である．白虎加人参湯は，口の渇きと強い糖尿病のコントロールや，石膏の抗炎症作用から乾燥傾向の強い皮膚表面の炎症，つまり多形性紅皮症やアトピー性皮膚炎に用いる．また悪液質がすすみ乾燥傾向のある腫瘍熱にも有用である．石膏そのものは滋潤作用で身体の循環血漿量を増加させてくれる．

　同じ抗IL-6効果の黄連グループは逆に体を乾燥させるので要注意である．

白虎湯グループ

◆白虎湯:石膏・知母・粳米・甘草
　　燥熱:多汗　舌乾燥　脈洪大
◆白虎加人参湯(34)　越婢加朮湯(28)
　　消風散(22)
◆小柴胡湯
　　加桔梗石膏(109)
　　桔梗石膏(コタロー)

❖ 君（主）薬に対し臣（副）薬の組み合わせ

　また石膏グループは君（主）薬に対し臣（副）薬になにを用いるかによって作用の変化が出てくる．たとえば石膏＋知母では高熱・乾燥という白虎湯の作用であるが，石膏＋麻黄では浮腫にたいする効果で越婢加朮湯であった．石膏＋桂枝で

は関節痛に対する効果で白虎加桂枝湯，また石膏＋大黄では便秘に対する効果が強くなり防風通聖散となる．消風散（No22）では外科正宗に「風湿，血脈に浸淫し，疥瘡を生ずるに到り，掻痒絶えざるを治す．及び大人，小児の風熱，疹，身に遍く雲片斑点，たちまち有り，たちまち無きに，並び効あり」とあり，勿誤方函口訣には「此方ハ風湿血脈ニ浸淫シテ瘡疥ヲ発スル者ヲ治ス．一婦人年三十許リ，年々夏ニナレバ惣身悪瘡ヲ発シ，肌膚木皮ノ如ク，痒癒時稀水淋凛トシテ忍ブベカラズ．医手ヲ束ネテ癒エズ．余此方ヲ用ユルコト一月ニテ効アリ．三月ニシテ全ク癒ユ」とある．白虎湯の証で舌に膩苔のつくものに用いる．皮膚掻痒が強くあるいは膨疹ができ，熱，煩燥，口渇，浮腫，なんとなく地肌がきたなく，掻くと浸出液がでるようなものに用い，アトピー性皮膚炎や蕁麻疹，慢性湿疹特に貨幣状湿疹には特効を示す．その他小柴胡湯，加桔梗石膏，麻杏甘石湯，桔梗石膏などが石膏のグループであるが，これは後述する．釣藤散にも石膏が配合されているが，この石膏は違う意味での配合であり，これも後述する．つまり石膏の証とは乾燥と熱感であり，舌の乾燥が特徴である．

❖ 南のグループ，朱雀湯

さて南は朱雀湯（十棗湯）であった．現代では輸液と抗生剤で対応するため，漢方薬としては用いることはない．もちろん朱雀湯はエキスにはない．しかしもっともそれに近いエキスとしては大黄剤がある．これは正確には黄河，つまり消化器疾患の炎症に用いる薬なのであるが，南の疾患としてはほとんどが消化器の炎症であったため，この方剤が代用できる．大黄牡丹皮湯（No.33）や腸癰湯（コタロー）などを用いた前後にて顆粒球は55.7%から50.8%，リンパ球は36.2%から38.2%になり，強い副交感優位となり，消化管の蠕動を活発にしながら腸管内容を排泄しているのがわかる．

清熱剤と大黄剤

◆清熱剤　N=26　51.9±16.5　桂芍知母湯16例
　白血球　　5296±1229
　顆粒球　　63.2±9.9　　58.3±10.9　P<0.001
　リンパ球　30.6±9.1　　31.5±10.2

◆大黄剤　N=14　51.5±14.8　腸癰湯8例
　白血球　　5142±1156
　顆粒球　　55.7±11.9　50.8±10.3　P<0.001
　リンパ球　36.2±11.5　38.2±9.6　　P<0.001

大承気湯（No.133）は，大黄と芒硝の瀉下作用に，厚朴・枳実の腸管運動促進作用が加わるため強く便秘に効くが，腸胃承気湯（No.74）は厚朴・枳実を除いて，作用を穏やかにさせている．使用目的は大黄であるから，舌に黄色苔がつくのが特徴である．茵蔯蒿湯（No.135）は，胆汁分泌促進効果のある茵蔯蒿に加え，大黄にて抗炎症効果をもたらしており，肝機能障害による非閉塞性黄疸に効果がある．防風通聖散（No.62）は，大黄・芒硝以外にも連翹・山梔子などが抗炎症剤が豊富に含まれている．太鼓腹の肥満，卒中体質者によく用いる．最近では高脂血症によく用いられ，また副作用が少ないので注目されている．

　腸癰湯は，その名のとおり慢性虫垂炎に良く用いられる．大黄甘草湯（No.84）や大黄牡丹皮湯（No.33）は，その活血作用，いわゆる血液循環改善作用を利用して，女性の便秘に良く用いられる．

❖ 瀉下剤（まとめ）

　ここで瀉下剤をまとめると，腸壁の直接刺激により下剤の効果をもたらすのは，アロエ・センナ・大黄である．腸壁神経叢の刺激によるものは有毒下剤の巴豆，さらに利尿効果をあわせもつのは，やはり有毒下剤の大戟・牽牛子などである．腸の容量の増大にて下剤効果をもたらすのは，芒硝・硫苦・硫酸Naなどであり，さらに老人など乾燥が強い人には，潤滑性の下剤である麻子仁がある．麻子仁丸や潤腸湯は，乾燥の強い老人の便秘に有用である．

瀉下剤

◆刺激性瀉下剤
　腸壁の直接刺激：大黄　アロエ　センナ
　腸壁神経刺激：巴豆
　腸壁刺激と利尿：大戟　牽牛子
　腸の容量増大：芒硝　硫苦
◆潤滑性瀉下剤　麻子仁　蜂蜜

❖ 大承気湯

承気湯（大黄）のグループでは，まず大承気湯（No133）は傷寒論に「陽明病，難汗出，不悪寒者，其身必重，短気腹満而喘，有潮熱者」とあり，類聚方には「治腹堅満，或下利臭穢，或燥糞者」とあり，勿誤方函口訣には「此方ハ胃実ヲ治スルガ主剤ナレドモ，承気ハ即チ順気ノ意ニテ，気ノ凝結甚シキ者ニ活用スルコトアリ」とある．つまり，激しい腹痛と腹脹，腹が堅く押すことを嫌がり，便秘あるいは粘液便などが目標となる．大黄のクロルプロマジン様作用（RG-タンニン）にて譫語（うわごとのように意味不明のことを言う）や精神異常などにも効果があるとされる．特徴は，脈が強く舌は乾燥で黄色い苔をつける場合である．慢性便秘以外にもイレウスや急性虫垂炎，胆道感染症や圧挫症候群にも応用される．

❖ 桃核承気湯

桃核承気湯（No.61）は，傷寒論では「太陽病不解，熱結膀胱，其人如狂．血自下，下者癒」とあり，類聚方には「治血証，小腹急結，上衝者」とあり，勿誤方函口訣には「此方ハ傷寒蓄血，少腹急結ヲ治スルハ勿論ニテ，諸血証ニ運用スベシ．例バ吐血，衄血止マラザルガ如キ，此方ヲ用ザレバ効ナシ」とある．大黄証（舌黄苔）で下腹部の拘急疼痛を特徴とし，これを按じるとさらに疼痛が強くなる．特に左の腸骨部に圧痛が出るのがポイントで，足を跳ね上げるような痛みが出現する．生理出血は暗黒色で結塊をつくる．これは桃仁が配合されており，瘀血証の方剤でもあり，舌に瘀血特有の紫色の色素をつけたり，黒い斑点がつく場合もある．反応性精神病や癇癪性障害・生理前緊張に多く用いられるが，大黄剤であることを忘れてはいけない．血自下ということから機能性無月経の生理発来に用いることもある．

茵蔯蒿湯（No.135）は，傷寒論では「陽明病，発熱出汗者，而発能黄．但出頭汗，無身発汗，可還剤頚，不利小便，渇引水漿，必身発黄」とあり，方極では「治一身発黄，心煩，大便難，小便不利」とあり，つまり大黄証で黄疸がある場合に用い，尿が黄色で少ない，胸悶，煩燥，身熱有汗を目標とある．この茵蔯蒿は肝細胞の細胞膜の胆汁ポンプに直接働き，漢方薬の分子標的治療薬として有名である．つまり非閉塞性黄疸の場合に，胆汁の流れを改善する方剤として有用である．急性肝炎のほか新生児溶血性疾患，急性胆道感染症やアレルギー性皮膚炎にも用いられる．

防風通聖散（No.62）は，一貫堂の解毒症体質の方剤のひとつで「発熱・無汗・

或いは頭痛・頭昏・目赤腫痛・疼痛・あるいは皮痒疹・瘡瘍腫毒」とある．大黄証で便秘，腹脹，胸膈満悶が特徴で，舌には黄色い厚い苔がつく．特に腹部は太鼓腹である．最近の知見では，防風通聖散の連翹・荊芥が褐色細胞内のホスフォジエステラーゼの阻害効果があることがわかり，肥満に対し有用であることが説明されている．抗肥満作用において抗コレステロール作用や夜間無呼吸発作またインスリン抵抗性改善効果が知られ，現代人には汎用される処方である．

　また一貫堂の解毒証には，柴胡清肝湯・荊芥連翹湯・竜胆瀉肝湯などがあり，違いは後述する．他には大黄甘草湯，大黄牡丹皮湯，腸癰湯，大柴胡湯などは大黄のグループである．大黄の証とは，舌の黄色苔と便秘，精神症状を主とする．

承気湯

◆大承気湯(133)
　　大黄・芒硝・厚朴・枳実・大黄と芒硝の相乗的瀉下作用と、枳実・厚朴の運動促進にて瀉下作用が強い
◆小承気湯
　　大黄・厚朴・枳実・芒硝を減らして、瀉下作用は弱くなっている
◆調胃承気湯(74)
　　大黄・芒硝・甘草・胃腸運動は減弱され、瀉下作用は弱い

【参考文献】

13）　馬場駿吉ら『小青竜湯の通年性鼻アレルギーに対する効果』耳鼻臨床　88:389-405　1995

7 漢方薬の基本 II

❖ 消化管の薬剤

次に，黄河いわゆる消化管の薬剤を考えてみよう．まず，消化管に熱がこもっている状態である．例えばびらん性胃炎や潰瘍性大腸炎などであるが，もちろん舌に黄色い苔がつくのでわかりやすい．上部消化管では黄連を用いる．下部消化管では黄柏・大黄を用いる．黄連解毒湯が有名であるが，これを白血球で調べてみると，投与前後で顆粒球は58.4％から53.2％に，リンパ球は32.4％が35.3％に副交感優位になっている．これらの漢方はベルベリンを含み苦いのが特徴で，生体は異物という認識のもと副交感優位になり，消化管の蠕動を強くする．このベルベリンは血液—乳汁関門を通過し，母乳中にも分泌させるため，新生児などの炎症性疾患に母親に飲ませて治療する場合もある．

```
                    黄連G

    ◆黄連G   N=19   39.6±18.4才
           黄連解毒湯12例  黄連湯4例など
    ◆白血球      6189±1913
    ◆顆粒球      58.4±10.5   53.2±10.1
    ◆リンパ球    32.4±9.8    35.3±9.9
```

さて上部消化管のうつ熱では，胸焼けや胃部不快感の他に，口内炎や口臭が特徴であるが，もっとも顕著に表れるのは上腹部剣状突起の下部の圧痛である．ここはその解剖的部位から心下【しんか・しんげ】と呼び，圧痛を自覚すれば心下痞鞕，自覚がなければ心下痞と呼ぶ．これは食道下部から胃体部胃前庭部の反応点であり，十二指腸の反応点とは部位が異なる．この場合は小柴胡湯の柴胡（自律神経調整剤）を黄連に変えた半夏瀉心湯（No.14）が有用である．

さらに黄芩を桂枝に替えると黄連湯（No.120）となり，半夏瀉心湯の証で冷

えが伴う場合に用いる．黄連解毒湯（No.15）は上半身の黄連以外に，下半身の清熱剤黄柏と，肝臓の清熱剤の黄芩が入っており，広く生体の熱性疾患に用いられる．やはり舌苔が黄色いのが目標となるが，石膏との鑑別は，黄連解毒湯が体を乾燥させるという点である．逆に副作用として脾胃が冷えすぎないように注意が必要である．アトピー性皮膚炎で表皮が熱を持っている時などに良く用いられる．黄連や黄柏のタンニン成分は止血効果があるため，出血性胃潰瘍や脳出血などにも応用される．また，強い抗活性酸素効果により潰瘍性大腸炎に用いて効果をあげている．この黄連解毒湯に補血作用の四物湯を加えたものが温清飲（No.57）であり，顔面の炎症性皮膚炎や日光皮膚炎に効果をあげている．内科学ではベーチェット病に用いると良いという記載がある．黄連解毒湯に荊芥・連翹という皮膚の抗炎症剤を加えると，荊芥連翹湯（No.50）になる．上半身の慢性炎症に用いる．

❖ 黄連グループ（瀉心湯グループ）

　黄連グループとは，瀉心湯グループともいい，本来は消化管の内熱をとるグループで，心下痞と悪心を特徴とする方剤である．

黄連（胃熱）グループ

◆煩燥不安・心下痞・悪心・舌黄膩苔

黄連解毒湯(15)	温清飲(57)
荊芥連翹湯(50)	黄連湯(120)
三黄瀉心湯(113)	半夏瀉心湯(14)

❖ 黄連解毒湯

　黄連解毒湯（No15）は成方切用に「一切の火熱，表裏倶に盛んにして，狂燥煩心，口渇咽乾，大熱乾嘔，錯誤不眠，吐血衄血を治する」とある．つまり煩燥・不安感・焦燥感・いらいらまたは抑欝などの精神症状を主とするが，顔面の発赤，のぼせ，唇の暗赤色，出血傾向など，実熱の症候が重要である．特に心下痞で不快感があり，心下痞といらいら，顔の赤みを証とすると良い．高血圧・手の湿疹・三叉神経痛・子宮頚部びらんなどに用いるが，多血症を主と

するガイスベック症候群には著効を示す．この方剤には飲みにくいときにはコタローからカプセル錠もあるので用いやすい．

黄連湯（No120）は傷寒論に「胸中有熱，胃中有邪気，腹中痛，欲嘔吐者」とある．この方剤は小柴胡湯の柴胡を黄連に代えると半夏瀉心湯になり，さらに黄芩を桂皮に代えると黄連湯になる．心下痞と舌の黄色い苔は同じ証であるが，この苔は舌の前半部ではなく後半部に厚くつくのが特徴である．胃腸症状をともなう口内炎や酒酔い，不眠，口臭などに用いるが，特に酒のみの（γGTPが高いケース）感冒症候群には有用である．

❖ 三黄瀉心湯

三黄瀉心湯（No113）は金匱要略に「心気不足，吐血衄血，瀉心湯之主」とあり，煩躁不安・顔面紅潮に用いるが，大黄剤でもあるため，舌は黄色のきたない苔をつけ脈が強いケースで便秘があるものに用いる．最近ではクロルプロマジンを内服している場合に，便秘やアカシジアなどの副作用を防止するために用いる．半夏瀉心湯も黄連のグループであるが，これは半夏のグループで述べる．温清飲は黄連解毒湯と四物湯の合方であり，荊芥連翹湯も黄連解毒湯が配合されている．黄連グループの証とは舌の黄色い苔と悪心を主とする胃腸障害と考える．

胃疾患の漢方薬

食積	平胃散（79）胃苓湯（115）
熱	白虎加人参湯（34）
寒	安中散（5）
湿熱	茵陳蒿湯（135）
	茵陳五苓散（117）
胃腸虚弱	小建中湯（99）大建中湯（100）
乾燥	麦門冬湯（29）

次に，脾胃が弱くなった状態を考えてみよう．漢方では脾虚と表現されるが，これは上部消化管の内分泌作用の脆弱を指す．つまりガストリンやトリプシンの分泌低下の状態である．これは自律神経の虚弱であり，ひどくなると平滑筋

の収縮不全をきたし内臓下垂を引き起こす．当然，腹筋も弱く，腹診にて腹力の脆弱や，胃部にてポチャポチャという音を聞くこともある．舌は白く，舌の辺縁に歯型を認める．これは水分吸収の悪さから浮腫をきたしている状態である．

　消化器の方剤では，まず麻子仁丸は傷寒論に「趺陽脈浮而渋，浮即胃気強．渋則小便数，浮渋相伝，大便則難」とあり，常習便秘で乾燥傾向の兎便や他の大黄剤で腹痛をおこすような老人や虚弱者に用いる．妊娠中にも用いやすい下剤である．啓脾湯は万病回春に「食を消し瀉を止め，吐を止め，疳を消し，黄を消し，脹を消し，腹痛を定め，脾を益し，胃を建やかにす．小児偏食を患えば之を服したちどころに癒ゆ」とある．いわゆる虚弱体質の人の水様性下痢や小児の消化不良に用いる．ポイントは腹力や脈はともに軟弱で無力である．

　基本の方剤は四君子湯（No.75）である．これは人参・甘草にて，補気いわゆる自律神経系の賦活と，白朮・茯苓にて，利水いわゆる消化管内分泌の促進作用にて消化管の脆弱を治療する．ただし，エキスでは大棗と生姜が加わり，作用を強くしている．さらに，湿（正常の大液の過剰）が痰（病理的体液）に変化すると，むかむか・胸焼けなどが出現する．この場合は痰を取る二陳湯（No.81）を加えると，六君子湯（No.43）になる．目標は舌の白い苔である．この六君子湯は，食直後の腹部膨満感をよく取ってくれる．

```
           消化器系の補気薬

  ◆四君子湯:人参・甘草:免疫機能
   　（75）　 茯苓・白朮:消化機能
  ◆基本は参苓朮草（じん・りょう・じゅつ・そう）
   1:＋痰湿　　陳皮・半夏六君子湯（43）
   2:＋肝鬱　　香附子・縮砂香砂六君子湯
   3:＋血虚　　当婦・芍薬帰・六君子湯
   4:＋アトニー　柴胡・升麻補中益気湯
```

　さらに平滑筋の脆弱から内臓下垂を引き起こすと，柴胡・升麻という平滑筋収縮を助ける薬味を加え，補中益気湯（No.41）となる．これは，人参・黄耆・甘草・白朮というTh1をあげる薬味を同時に含むため，補剤の王様という意味

で医王湯ともいう．つまり，免疫の低下した状態での胃下垂や内臓下垂が使用目標となる．この3つを脾虚Gという．

脾虚G

◆脾虚G　N=22　58.1±16.6才
　六君子湯8例　茯苓飲9例
　白血球　5200±1192
　顆粒球　58.7±12.4　　57.1±9.5
　リンパ球　32.9±11.8　　34.9±9.6
◆心身症（FD・IBS）陽性群　N=9
　顆粒球　57.3±13.3　　56.8±9.2
　リンパ球　33.3±12.7　　34.7±8.6
◆心身症陰性群　N=13
　顆粒球　59.6±12.1　　57.3±10.2　P<0.001
　リンパ球　32.6±11.8　　35.0±10.6　P<0.001

　自律神経の検査では，顆粒球が58.7％から57.1％に，リンパ球が32.9％から34.9％になり，副交感神経優位になった．さらに，内分泌の低下が甲状腺ホルモンまで及び，腹部の冷えが強くなったケースでは，乾姜・呉茱萸というやや交感優位に働く薬味を加えて，冷えをとる必要がある．代表が人参湯（No.32）である．目標は心下痞があるが，舌は白い苔がつくような状態である．冷えが強い場合は，副腎髄質系まで刺激をしなくてはいけないので附子を加える．これを附子理中湯という．また桂枝を加えると桂枝人参湯（No.82）となり，桂枝・甘草の自律神経調整作用が強くなり，腹部の冷えに頭痛・動悸にも有用である．呉茱萸湯（No.31）は幽門平滑筋の痙攣を取る作用があり，冷えと嘔気を取る働きがある．また呉茱萸の頭部血管拡張抑制作用にて偏頭痛にも有用である．これらを乾姜Gという．

> **乾姜G**
>
> ◆乾姜G　N=30　54.7±3.7才
> 　人参湯6例　苓姜朮甘湯12例　桂枝人参湯10例など
> 　　白血球　　5296±384
> 　　顆粒球　　61.8±12.0　　60.5±9.7
> 　　リンパ球　31.2±10.8　　33.2±8.8
> ◆白血球5000以下　N=14
> 　　顆粒球　　58.2±10.0　　55.5±9.8　　P<0.001
> 　　リンパ球　34.5±9.6　　 37.2±9.6　　P<0.001
> ◆白血球5000以上　N=16
> 　　顆粒球　　65.0±13.0　　64.8±7.3
> 　　リンパ球　28.3±11.2　　29.6±6.5

　自律神経の検査では，顆粒球が61.8％から60.5％に，リンパ球が31.2％から33.2％になった．やはり副交感優位であるが，脾虚Gよりは交感に働く．これは冷えを取るためである．その他，大建中湯（No.100）は建中湯という名前であるが，建中湯Gではなく乾姜Gである．腹部の冷えを取りながら，山椒は小腸大腸の蠕動亢進を抑制し，乾姜・膠飴は小腸粘膜の血流を促進する．つまり高圧酸素室のような作用で，亜イレウスに有用である．胃管より微温湯に溶いた大建中湯を入れ，20分はクランプする．3日たっても腹部の蠕動がなければ，手術の適応となる．腹部術後に亜イレウスを予防するためには，大建中湯に桂枝加芍薬湯（No.60）を合方して使用する．これを中建中湯という．苓姜朮甘湯（No.118）は腰の冷えによる痛みに有用であり，腰が冷え水の中にいるようだと表現される．ただし，副腎系の刺激が足りないため，附子を合方したほうがよく効いてくれる．

> **乾姜グループ**
>
> ◆大黄の反対　便無臭　寒さを嫌がる
> 舌淡白膩苔（乾姜舌）
>
> 　　人参湯（32）　　　桂枝人参湯（82）
> 　　大建中湯（100）　　苓姜朮甘湯（118）

❖ 参耆剤グループ

　脾虚グループは参耆剤グループともいい，人参や黄耆の配合されているものが多い．基本的には，四君子湯グループと人参湯グループ（乾姜グループ）に大別される．六君子湯（No.43）は基本方剤の四君子湯に半夏・陳皮という二陳湯を加えたもので，万病回春には「脾胃虚弱，少思飲食，或久患虐利，若覚内熱，或難化飲食作酸，治属虚火」とある．つまり胃腸が弱く疲れやすい，食直後の腹部膨満感，食後に眠くなる，腹部に水気音があり，舌には白い苔をつける場合である．もちろん虚証に用いるのであるが，舌が黄色苔になっていなければ少々実証でも用いることができる．また柴胡剤が無効な（胸脇苦満がない）虚弱者の慢性肝炎や補剤の代用として，Th1up に用いることができる．また癌化学療法の際に HT3 の効果を高め嘔気を防ぐため，治療前に投与することも多い．補中益気湯（No.41）は補剤の代表となるため後述する．

❖ 人参湯

　次に人参湯（No.32）では，類聚方に「治心下痞硬，小便不利，或急痛，或胸中痺者」とあり，勿誤方函口訣には「此方ハ胸痺ノ虚証ヲ治スル方ナレドモ，理中丸ヲ湯ト為スノ意ニテ，中寒，霍乱スベテ太陰吐利ノ症ニ用ヒテ宣シ」とある．本来は感冒後に吐逆・めまい・涎唾が多いものに用いたものであるが，現代では胃腸の冷え，嘔心下痢，心下痞，涎などに用いる．ポイントは腹部の冷えと，口は渇いても飲み物をほしがらないという点である．特に胆道術後の胆汁分泌過多や脳血管障害で涎が多すぎる場合に用いる．またヘルペス性口内炎や口唇炎に用いると劇的な効果がある．人参のステロイド様作用にてむくみが出た場合には，五苓散を併用するとよい．桂枝人参湯は人参湯に桂枝を加味したもので，桂枝・甘草の自律神経調整効果が出現する．そのため腹部の冷え

とともに頭痛・動悸に有用である．

❖ 呉茱萸湯

　呉茱萸湯（No.31）は傷寒論に「乾嘔，吐涎，頭痛者」，類聚方に「治嘔而胸満，心下痞硬者」とあり，勿誤方函口訣には「此方ハ濁飲ヲ下降スルヲ主トス．故ニ涎沫ヲ吐スルヲ治シ，頭痛ヲ治シ，穀ヲ食シテ嘔セントスルヲ治シ，煩躁吐逆ヲ治ス」とある．元来は幽門筋の痙攣を緩和し，腹部の冷えと嘔吐下痢を治療する方剤であったが，首こり・肩こりをともなう頭痛に効果があり，発作性の習慣性偏頭痛に用いられることが多い．また呉茱萸のEMキノロンが抗原虫作用があり，3剤除菌が有用でなかったピロリ菌の除菌にPPIとともに投与される．この場合にも腹部の冷えが重要であり，そうでない場合には黄連解毒湯の方が有用である．大建中湯（No.100）には類聚方に「治胸腹大痛，嘔不能飲食，腹皮起，如有頭足者」とある．腹痛と腹脹が激しく，腹部の上から腸の形がわかるような場合に用いる．手足は冷え，冷や汗がある．すなわち癒着性イレウスや老人の大腸蠕動運動異常にもちいるが，経口摂取できない場合には20mlの微温湯に溶いてストマックチューブからいれ，20分はクランプしておくのが良い．最近では神経因性摂食障害の甲状腺機能低下に用いても効果があるとされる．

```
        消化器疾患の漢方薬

    四君子湯(75)→六君子湯(43)
     ↓消化吸収の基本    水毒
    補中益気湯(41・補剤)
       内臓下垂
    人参湯(32)→桂枝人参湯(82)
     ↓冷え    動悸
    呉茱萸湯(31) 頭痛
```

❖ 補剤のグループ

　脾虚グループでは，胃腸機能の改善には四君子湯グループを，冷えがあれば人参湯グループを用いる．次に脾虚グループの中でもっとも虚証に用いるもの

として，補剤のグループがある．補剤とは基本的には参耆剤であるが，人参・黄耆・白朮・甘草の4つの生薬を含むグループで，現代医学的には免疫系に作用して，特にTh1を上昇させる効果をもつ方剤の総称である．補中益気湯（No.41）十全大補湯（No.48）人参養栄湯（No.108）に代表されるが，ほかに大防風湯，帰脾湯なども補剤の成分を含んでいる．

まず，補中益気湯（No.41）は医王湯ともいい，李東垣の「脾胃論」に「古之至人窮，於陰陽之化究乎，生死之際所著，内外経悉，言人以胃気為本（中略）此皆脾胃之気不足所至也，然而，興外感風寒所得之，証頗同而実異，内傷脾胃乃傷其気，外感風寒乃傷其形，傷其外為有余，有余者瀉之，傷其内為不足，不足者補之，内傷不足之病，苟誤認作外感有余之病，而反瀉之，則虚其虚也，実実虚虚如此死者，医殺之耳，然則奈何惟当，以辛甘温之剤，補其中而升其陽」とある．わかりにくいので浅田宗伯の勿誤薬室方函口訣では，「其虚候ト云モノハ，第一手足倦怠，第二語言軽微，第三眼勢無力，第四口中白沫，第五失食味，第六好熱物，第七当臍動悸，第八脈散大無力等，八症ノ内一二症アレバ此方ノ目的トナシテ用ユ」とある．すなわち本来は脾胃の弱い微熱の出る症例の方剤であるが，生薬の分類から考えると黄耆の証（微熱・易感冒・浮腫）と柴胡の証（微熱・胸脇苦満）と人参の証（心下痞・心身憔悴）と白朮の証（浮腫・小便不利）が一緒になった方剤といえる．

❖8つの証

さらに浅田は8つの証を提示しており，手足のだるさ・しゃべりづらさ・目に力がない・涎が多い・味がない・温かいものを好む・臍に動悸を触れる・脈が弱いなどの症候が2つ以上あれば用いるべしとなっている．ポイントは胃腸虚弱でやせ，自覚的な微熱を感じる場合が多く，内臓下垂，下痢，浮腫などとなる．特に免疫が低下している病態にはファーストチョイスとなり，その場合に胃腸虚弱と微熱があればこの方剤を選択する．筋弛緩性疾患・脱肛・分娩後の尿閉・めまいを主とする低血圧・乏精子症（この場合には先端反応を強くする）・消化器癌の術後・麻痺性斜視・乳頭水腫・視神経麻痺などに用いることが多い．また方剤の内容が補肺湯と酷似するため，皮膚表面免疫のTLR4を刺激する作用があり，風邪の予防となるため老人慢性呼吸器疾患の感冒予防に用いることが多い．実際に老人保健施設や老人ホームなど，集団感冒が予測される場合に予防的に用いられる．

❖ 十全大補湯

次に十全大補湯では，四君子湯と四物湯の合方である八珍湯に桂皮と黄耆を加えたものが十全大補湯である．八珍湯では，外科発揮に「調和栄衛，順理陰陽，滋養血気，進美飲食，退虚熱，此血虚之大薬也」とある．十全大補湯では，太平恵民和剤局方に「治男子婦人，諸虚不足，五労七傷，不進飲食，久病虚損，時発潮熱，気攻骨脊，拘急疼痛，夜夢遺精，面色痿黄，脚膝無力，壹切病後気不如舊，憂愁，思慮傷動気血，喘嗽中満，脾腎気弱，五心煩悶，並皆治之」「治諸虚百損，栄衛不和，形體羸痩，面色痿黄，脚膝酸疼，腰背倦痛，頭眩，耳重，口苦舌乾，骨熱内煩，心忪多汗，飲食進退，寒熱往来，喘嗽吐衄，遺精失血，婦人崩漏，経候不調，凡病後不復舊，及憂慮傷動血気，此薬平補有効，最宣服之」とある．要するに気血を補う薬剤であるが，疲労・ほてり・やせに加え疼痛や貧血にも応用される．この方剤は黄耆の証（自汗・易感冒）と四君子湯の証（胃腸虚弱・食欲不振）と四物湯の証（貧血・皮膚乾燥）が目標になる．近年ではCOX2阻害効果が知られており，線維筋痛症など慢性疼痛や自己血輸血の採血の後に用いたり，また放射線障害の予防や，癌化学療法の骨髄抑制の予防に用いられることが多い．

❖ 人参養栄湯

次に人参養栄湯であるが，太平恵民和剤局方に「治積労虚損，四肢沈滞，骨肉酸疼，呼吸少気，行動喘啜，小腹拘急，腰背強痛，心虚驚悸，咽乾唇燥，飲食無味，陽陰衰弱，悲憂惨戚，多臥少起，久者積年，急者百日，漸至痩削，五臓気竭，難可振復，又治肺与大腸俱虚，咳嗽下痢，喘乏少気，嘔吐痰涎」とある．つまり気血両虚のやせ，動悸，四肢疼痛などに用いるのであるが，十全大補湯に比べれば呼吸器の症状があるのが特徴である．喘息や呼吸困難などを目標に用いる．それゆえ人参養栄湯は呼吸器の免疫を賦活する働きがあるとされる．簡単に言えば，黄耆の証（自汗・易感冒）と四君子湯の証（胃腸虚弱）と四物湯・遠志の証（乾燥・不眠・動悸）に二陳湯の証（咳・息切れ）が加わったものと考えられる．また遠志と陳皮はC型肝炎の抗ウイルス作用をもつといわれる．帰脾湯は血虚の項で述べることとする．

8 補剤の臨床

❖ 補剤は免疫系の賦活

　ここで補剤の使い方をおさらいしてみよう．人参・黄耆・白朮・甘草の4味を含むGを補剤という．補剤とは何を補うのであろうか．実は免疫系の賦活なのである．自律神経を調べたところでは，顆粒球は61.1％から53.2％に，リンパ球は31.6％から39.6％になったが，さらにTh1は18.3から23.0に，ついでTh2は2.6が2.2になった．これは日本大学産婦人科・早川らの報告とも合致する[14]．Th1が賦活されるということは細胞性免疫の賦活であり，CTL細胞が活躍することで癌細胞にも有用である．現代医学にて不足している生体の免疫の上昇という点においては，漢方薬はおおいに貢献できるのである．

　まずは，補中益気湯（No.41）は消化器系内分泌の脆弱と内臓下垂であった．つまり消化器系の悪性腫瘍の術後に役立つ．十全大補湯（No.48）は，補気補血作用ということで，貧血を伴うような全般的な悪性腫瘍の治療の際に役立つ．人参養栄湯（No.108）は，五味子・陳皮が肝機能の保護と抗ウイルス作用が有用であり，肝機能障害やウイルスが関係するような悪性腫瘍の治療に有用である．私の場合は消化器系の癌には補中益気湯を，それ以外の癌には十全大補湯を，悪液質が強い場合は人参養栄湯を用いている．転移の抑制には血管内皮細胞の強化にシメチジン製剤を，骨転移の抑制にはビスホスホネート製剤を用いる[15]．もちろん大腸・卵巣などCOX2に関係する悪性腫瘍では，COX2の阻害剤としての四物湯群が今後注目されていくと思われる．

```
┌─────────────────────────────────────────────────┐
│                    補剤G                         │
│                                                  │
│ ◆補剤G  N=46   59.8±11.8才                      │
│  十全大補湯18例  補中益気湯20例など              │
│                                                  │
│     白血球       5100±1606                       │
│     顆粒球       61.1±12.4      53.2±11.0        │
│     リンパ球     31.6±11.8      39.6±10.6        │
│     Th1/Th2     18.3±9.7/2.6±1.5                │
│                 23.0±8.7/2.2±0.8                │
└─────────────────────────────────────────────────┘
```

❖ 自己免疫疾患

　さてここで賢明な諸氏はもうお気づきであろうが，Th1が上昇しすぎると自己免疫疾患になってしまうのである．確かにアレルギー性血小板減少症などが十全大補湯で悪化したケースもある．そうすると自己免疫による疾患には補剤は禁忌ということになるが，いろいろな論文では自己免疫疾患にも補剤が有効と記載されている．これはどうしてだろうか．実は漢方薬はTh1が上昇しすぎるとその抑制系のTh2（IL-10）が誘導され，Th1を下げてくれるのである．これが漢方のホメオスタシスを整える効果ということであろうか．もう一点，補剤は皮膚表面免疫を増強する効果がある．TLRといわれる皮膚表面免疫が補剤によって上昇することが確認されている[16]．しかしこれには少し時間がかかるのである．約1週間は必要である．十全大補湯が皮膚表面がうすくなったようなアトピーに使用して効果があったという報告が多々みられるが，これはそのような理由による．またCOPDの患者に対して，補中益気湯を方剤することで悪化原因の感冒をひかなくなったという報告も，このような理由による．

❖ Th1/Th2に対する漢方薬の効果

　ここでTh1/Th2に対する漢方薬の効果を検証してみると，種々の論文より柴苓湯がTh1の抑制に効果があることがわかる．柴苓湯は小柴胡湯と五苓散の合方であり，ウイルス感染のときに述べた柴胡剤は，副交感優位の時にはIFNγを促進し，交感優位ではIFNγを抑制するという反応が関係する．IFNγは炎

症性サイトカインであるが，Th1/Th2バランスの中でTh2を抑制する働きを持っており，つまり五苓散などの利水剤というグループは，漢方薬の中でもっとも副交感を優位にする方剤であった．つまり生体を副交感にすることでIFN γ の分泌を活発化させ，柴胡剤の強いTh2抑制から生体維持の反発効果でIL-10を分泌しTh1抑制をしていると考えられる．確かにTh1の低下している症例では柴苓湯はTh1を増加させ，Th1が過分泌になっている症例ではTh1を抑制することが知られている．同様に柴胡剤＋利水剤は，Th1の高い症例ではTh1の抑制に効果がある．柴苓湯には万病回春に「虐発寒熱，作渇者，宣分利陰陽」とある．この陰陽を分利するという文言が，Th1/Th2のバランスを調整するという意味であろうか．同様にTh2を強く抑制するには柴胡剤＋抗炎症剤を用いる．たとえば小柴胡湯加桔梗石膏のような場合である．Th1抑制には柴胡剤＋利水剤, Th2抑制には柴胡剤＋抗炎症剤を覚えておくと臨床にて大変に役に立つ．

❖ 鎮静剤としての漢方

さて鎮痛剤としての漢方薬をまとめてみると，漢方薬の鎮痛剤はCOX2の阻害剤として働くため生体防御に働くが，鎮痛効果はCOX1に比すると弱い．しかし副作用のない鎮痛剤として用いることができる．漢方的には交感神経の刺激剤が鎮痛効果があるとされ，麻黄剤・桂枝剤・附子剤・抗炎症剤などを用いる．

まず，麻黄湯はウイルス感染後や発熱後の関節痛に用いられるが，麻黄のL-エフェドリンの刺激で胃腸障害が出やすいため注意を要する．つまり基本的には胃腸の強い人に用いる（実証）が，麻黄が胃腸にさわる場合には桂枝5.0と越婢加朮湯2.5を混合した桂枝二越婢一湯を用いるとよい．傷寒論には「太陽病，発熱悪寒，熱多寒少，脈微弱者」とあり，これは関節リウマチの初期によく用いられる．また薏苡仁湯は，明医指掌に「手足流注,疼痛,麻痺不仁,治以難屈伸」とあり，流注とは関節リウマチのことを指すと考えられるが，薏苡仁8.0gが配合され，急性期をすぎ関節のみの疼痛が残った場合や，筋肉に病邪が侵潤した場合の筋肉痛によく用いられる．次にのべる桂芍知母湯の実証型と考えればよい．桂芍知母湯は，金匱要略に「諸肢節疼痛，身体魁羸，脚腫如脱，頭眩短期，温温欲吐，桂枝芍薬知母湯主之」とあり，要するにやせて体力がない人で，関節，特に膝や足首が腫れて疼痛があり，筋肉も萎縮して鶴の足のようになった関節リウマチを目標にしている．麻杏薏甘湯は，金匱要略に「病者一身儘疼，発熱，日晡所劇者，名風湿，此病傷於汗出当風，或久傷取冷所到也，可与麻黄

杏仁苡，甘草湯」とあり，汗が出ているときに風に当たって冷えたり，あるいは長い間冷えたところにいて，その結果発熱し身体疼痛を訴えている場合に用いる．この処方は防已黄耆湯の実証型といわれるが，方函口訣に「此方ハ風湿ノ流注ニシテ痛解セザルヲ治ス．蓋此症，風湿皮膚ニ有リテ未ダ至関節，故ニ発熱身疼痛スルノミ」とあり，皮膚の乾燥，頭のふけ，疣贅や手足のあれ（手掌角化症）湿疹，水虫などに応用することが多い方剤である．熱が強いときには，当帰拈痛湯がよいとされる．桂枝加朮附湯は，桂枝湯の証で述べた．大防風湯は，和剤局方に「袪風順気，活為血脈，壮活筋肉，除風寒湿，又後患痢疾，痛脚感弱，不能行履．（中略）両膝腫痛，髀脛枯痩，只残皮骨，拘攣足臥，不能屈伸，名鶴膝風」とある．これは十全大補湯に防風・羌活・牛膝・附子を加えたもので，鶴の膝のように筋肉萎縮が著名で，冷えの膝関節痛に用いる．脈は弱で腹は軟である．関節リウマチの下半身の冷え型に用いられる．大塚敬節は，手のひらの赤いものには用いてはならないと記載している．

【参考文献】

14) 日本大・早川ら「漢方薬はTr1細胞を誘導する」産婦人科漢方研究のあゆみ 2001 No18 pp.71-74

15) 松本純夫「再発防・転移を防止する薬」癌治療最前線 Vol12 1 2003

16) 群馬大・土橋ら methods Find Exp Clin Pharm 24

9 リウマチと漢方薬

　以上のことより考えると，先程の東西南北の考え方は即効性を期待する薬味と考えられ，また自律神経に関係する自然免疫に強く作用するとも考えられる．中原の漢方薬味は慢性疾患によく用いられ，Th1/Th2に深く関係することがうかがわれる．しかし，長期間用いることによって獲得免疫から自然免疫も強くすることができる．リウマチのような疼痛性疾患では，鎮痛効果は東西南北の方剤を用いるが，免疫調整には中原を用いる．現代医学においては，RAの治療はNSAIDs，ついでDMARDを用い，効果がなければステロイドかサイトカインとなる．しかしここで問題になるのは，COX1阻害剤のNSAIDsは交感神経優位にしながら鎮痛効果をきたすことであり，これは鎮痛効果は高いが，局所の血流阻害をきたしてしまうことである．これに対して漢方薬の鎮痛剤はCOX2の阻害剤として働くため，血流阻害や胃腸障害を起こさない鎮痛剤として有用であるということである．とくに高齢者でリンパ球が少なくなっている患者，つまり交感神経が優位になっている場合は，漢方薬がファーストチョイスになる．最近ではCOX2の選択的阻害剤も発売されている．

❖ NSAIDs

　漢方のNSAIDsは，先程の東西南北の使い方が参考になる．まず東，つまり湿に関係する漢方は，血管透過性を変化させ，関節内の水腫を改善し，軽い交感神経優位にて鎮痛効果を発揮する．代表方剤は麻黄湯（No.27）である．これは表実証で関節が冷えている場合，つまりウイルス感染が疑われる場合に用いる．桂枝湯（No.45）は交感神経優位が弱く，鎮痛効果が期待できないため，あまり用いない．表虚証の場合は，桂枝湯を2に対して，越婢加朮湯（No.28）を1に配合して用いる．桂枝二越婢一湯という．関節水腫が強い場合は，薏苡仁湯（No.52）を用いる．これは関節の熱をとりながら水腫を改善する．冷えが強い場合は附子剤であり，上半身の関節痛には，虚証には桂枝加朮附湯（No.18）や桂枝加苓朮附湯（カネボウ），実証には葛根加朮附湯を用い，下半身の関節痛

には大防風湯（No.97）を用いるが，これは虚証に用いる方剤で，Th1を上昇させる人参・黄耆・白朮・甘草が含まれるため，DMARDとしても用いることができ，筋肉が萎縮している場合に用いる．実証の場合は芍薬甘草附子湯を用いる．西は乾燥の熱をとる方剤で，実証には越婢加朮湯，虚証には桂芍知母湯（サンワ）を用いる．

　これらが実際にNSAIDsとして働くかどうか，N＝29に対して調べてみた．抗GAL欠損IgGは94.1が77.7AU/mlに，MMP-3は263.3が213.0ng/mlに，IL-6は19.1が16.7pg/mlに，有意差をもって減少した．しかしTh1は21.3が22.6にて免疫の低下は認められず，変化を及ぼすにはいたらなかった．

❖ 柴胡剤の働き

　DMARDとしての漢方の代表方剤は柴胡剤である．柴苓湯（No.114）による報告は種々の論文に散見される．柴胡剤はDMARDとしてどのように働くのであろうか．柴胡剤N＝122に対して顆粒球を調べると，59.3％から52.2％に，リンパ球は33.0％から37.5％に，やはり副交感神経優位に働いている．しかしTh1/Th2は20.9/2.8が25.1/3.0になり，Th1は優位に増加させるがTh2も増加させている．Th1が増加すれば自己免疫疾患は悪化するはずであるが，実はTh2（IL-10）がその抑制として働くのである．実際に柴苓湯などRA患者13例に投与したところ，Th1は前値で20以下の群は上昇するが，前値で20以上の群は当初より低下をする．また前値で20以下の群も25を超えると，低下に転じる傾向にある．これはTh1とともにTh2が上昇し，抑制系のTr1（IL-10）を分泌する為である．ただ一旦上昇してから低下に転ずるのに3か月のスパンが必要である．また，よりTh1の刺激の強い方剤ほどTh1を抑制することから，Th1の抑制を目的とするDMARDとして漢方を用いる場合は，柴胡剤に利水剤などを加える必要があるものと思われる．

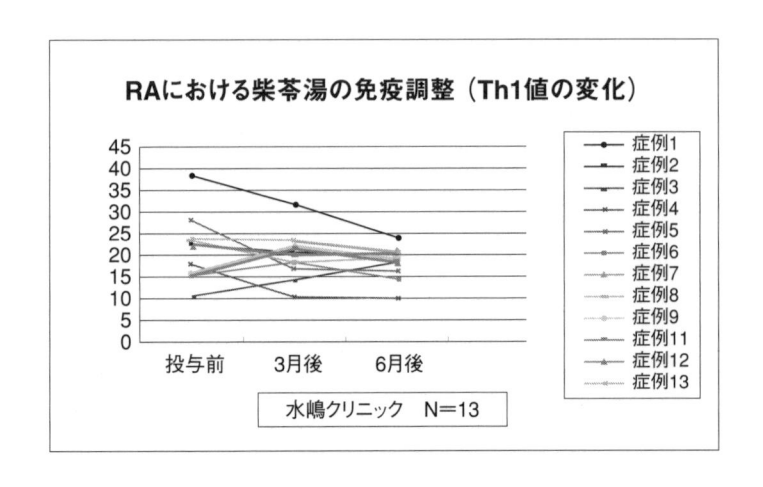

RAにおける柴苓湯の免疫調整（Th1値の変化）

水嶋クリニック　N＝13

❖ **内因性コルチゾールの代謝**

　ここで内因性コルチゾールの代謝を考えると，麦門冬G（滋陰剤）は内因性コルチゾールが不活性型コルチゾンに変化させる11β-HDS1という酵素を抑制するため，体内循環血漿量を増加させる効果がある．ただし抗ムスカリン作用があるため必ず乾燥がなければいけない．逆に利水剤Gは11β-HDS1を促進するため，体内ステロイドをよく分解する．そのためステロイドの副作用を抑制するのであるが，ステロイドの過剰が原則であるため，舌の白苔が必須である．この利水剤の作用がTh1抑制に働くようであり，逆にTh2を抑制したいときには，柴胡剤に黄連や石膏・大黄など抗炎症作用の生薬を加える必要がある．そのほか当帰剤もTh1の調整に働く．実際に柴胡剤と当帰剤をDMARDとして用いたところ，抗GAL欠損IgGは113.2が111.2に，MMP-3は242.9が226.3に，IL-6は18.8が21.6になり，有意差は認めずむしろ炎症性サイトカインは上昇した．しかしTh1は23.7から19.6に有意差を持って減少した．

```
           リウマチと漢方薬

   ◆柴胡剤・当帰剤
   ◆抗GAL欠損IgG   113.2   111.2    AU/ml
   ◆MMP-3          242.9   226.3    ng/ml
   ◆IL-6            18.8    21.6    pg/ml
   ◆Th1             23.7    19.6*
   ◆ACRコア                 52.1%
                    N=16   *p<0.01
```

❖ **関節リウマチの治療**

　まとめると，関節リウマチの治療に際しては，まず交感・副交感のバランスを知ることが重要であり，末梢血のリンパ球比率が30％以上の場合はCOX1阻害のNSAIDsを用い，リンパ球が30％以下の場合はCOX2阻害のNSAIDsか漢方薬のNSAIDsを用いる（日内リズムを考慮されたい）．DMARDを用いる場合は，Th1を調整する目的では，柴胡剤や当帰剤に利水剤を合わせたものを用いる．ただし，Th1の調整作用がでるまでには3か月かかる．またDMARD

やステロイドで著しい免疫抑制が起こっている場合は，Th1を維持するために補剤や参耆剤を用いる．炎症のコントロールができない場合や頚椎亜脱臼，間質性肺炎を合併している場合，またTh1が高すぎてコントロールができない場合にステロイドを用いるが，この場合は副作用防止のため漢方薬を積極的に併用する．ステロイドの投与量と水毒は比例する．ムーンフェイスが代表である．この場合利水剤を投与する．柴苓湯が代表方剤である．ステロイドの投与期間と瘀血が比例する．皮膚の内出血が代表である．この場合は駆瘀血剤を用いる．桂枝茯苓丸（No.25）が代表である．

リウマチの治療

- ◆NSAIDsリンパ30以上
- ◆リンパ30以下では漢方薬
- ◆DMARDTh1調整には柴胡剤・当帰剤
- ◆Th1維持には補剤・参耆剤
- ◆ステロイド副作用防止に利水剤
- ◆駆瘀血剤

10 半夏グループとうつ症状

次に，半夏をみてみよう．半夏厚朴湯が代表であり，これは咽頭部不快感や異物感によく用いられる．梅核気とかヒステリー球ともいう．これは中年女性のうつ症状においてよく経験される．顆粒球は59.7%から57.0%に，リンパ球は31.5%から34.8%にとやはり副交感優位となった．しかしうつ症状ではリンパ球の比率が高いはずである．そこでSDSにて60点以上のうつ症状の患者だけで調べたところ，顆粒球は56.1%から64.0%に，リンパ球が59.8%から32.6%に激減していた．これも，生体側の状態にて作用が変化するという漢方薬の特性によるものと思われる．

半夏G

◆半夏G　N=18　59.0±17.1才　半夏厚朴湯16例
　　白血球　　　5400±240
　　顆粒球　　　59.7±7.9　　57.0±8.2
　　リンパ球　　31.5±8.9　　34.8±8.0
◆抑うつ症の群（SDS60点以上）　N=6
　　顆粒球　　　56.1±7.2　　64.0±7.4　　$P<0.001$
　　リンパ球　　59.8±11.5　　32.6±12.2　　$P<0.001$

また半夏の特徴は，上部消化管の利水による嘔気抑制であった．うつに対する働きは後で詳しく述べるが，必須アミノ酸のトリプトファンの作用と思われる．これは脳内抑制系のセロトニンの前駆物質であり，根茎類や木実類に多く含まれるものである．アメリカではサプリメントとして発売されているが，やはりうつ状態に用いる．さて半夏はカラスビシャクというサトイモ科の芋であるが，そのタンニンの成分に多少有毒物質を含むため，それを無毒化するカプ

サイシンを含む生姜と一緒に用いる．小半夏加茯苓湯は妊娠中のつわりに用いる．竹筎温胆湯（No.91）は，半夏という抗うつ剤と竹筎という風邪の鎮咳清熱剤をいれ，風邪のあと咳で眠れない病態に用いる．心身的に疲労が強く，舌に黄色苔をつけるような不眠にも用いられる．半夏白朮天麻湯（No.37）は胃腸の方剤と半夏の抗うつ作用があり，うつ状態のめまいに用いられる．先程の苓桂朮甘湯（No.39）は自律神経失調であったのと比較されたい．半夏瀉心湯（No.14）は小柴胡湯（No.9）の柴胡を黄連に変えた方剤で，半夏も含んでいる．心下痞鞕があり，舌に黄色苔をつけ，むかむかや口内炎を主訴とする胃腸疾患に用いる．

❖ 半夏のグループ

　次に半夏のグループの古典を調べてみると，半夏は本来は利水剤のひとつで胃内容物の排出能を強くする効果があるが，実は抗うつ効果が強い漢方でもある．半夏厚朴湯は金匱要略に「婦人咽中炙臠あるが如し」とあり，勿誤方函口訣には「此方ハ局方ニ四七湯ト名ク，気剤ノ権輿ナリ．故ニ梅核気ヲ治スルノミナラズ，諸気病ニ活用シテヨシ．金匱，千金ニ据エテ婦人ノミニ用ユルハ非ナリ．婦人ハ気鬱多キモノ故，血病モ気ヨリ生ズル者多シ」とある．梅核気とは咽頭部の閉塞感をあらわし，いわゆるヒステリー球のことである．すなわち，咳嗽気喘で痰が多く胸悶，悪心・嘔吐，食欲不振で，特に，特徴は舌に厚い苔をつけることである．慢性疲労状態や不安神経症に用いることが多い．半夏白朮天麻湯は李東垣に「痰厥頭痛，半夏に非ざれば療するを能わず，眼黒く頭旋り，虚風内にこもるは天麻に非ざれば療するを能わず」とある．厥陰経，すなわち頭頂部から後頭部にかけて痰がからんだ頭痛に用いるが，頭痛，頭重に腹脹があり，その投与目標は心下痞である．また，勿誤方函口訣には「此方ハ痰飲頭痛ガ目的ナリ．其ノ人脾胃虚弱，痰濁上逆シテ常ニ頭痛ニ苦シム者此方ノ主ナリ．若シ天陰風雨毎ニ頭痛ヲ発シ，或ハ一月ニ二三度宛大頭痛嘔吐ヲ発シ，絶食スルモノハ半硫丸ヲ兼用スベシ．凡テ此方ハ食後胸中熱悶，手足倦怠，頭痛，睡眠セント欲スル者効アリ．又老人，虚人ノ眩暈ニ用ユ．但シ足冷ヲ目的トスルナリ．又濁飲上逆ノ証，嘔気甚シキ者ハ呉茱萸湯ニ宣シ．若シ疝ヲ帯ビル者ハ当帰四逆加呉茱萸生姜湯ニ宣シ」とある．足の冷えも重要な目標である．半夏瀉心湯の黄芩を桂枝に代えると黄連湯になり，桂枝湯の証である発汗・動悸に胃腸障害や舌の黄色苔を目標とする．

> ## 半夏グループ
>
> ◆半夏・乾姜─悪心・嘔吐・のどのつまり
>   小半夏加茯苓湯(21)　　竹如温胆湯(91)
>   半夏厚朴湯(16)　　半夏白朮天麻湯(37)
>   半夏瀉心湯(14)

memo…

11 柴胡グループと Th1

　柴胡剤は漢方薬の代表的方剤であるが，その理由は柴胡剤が現代医学に不足している Th1/Th2 を中心とする免疫調整をする働きがあるからである．先程柴胡剤の自律神経の働きを述べたが，実は主薬の柴胡に対して，副薬に何の薬味を加えるかで薬の作用が変わってくる．柴胡—芍薬のペアでは自律神経の調整作用が強く，いわゆる精神的ストレスなどによる自律神経失調症に有用である．この場合顆粒球は 59.3％から 52.2％に，リンパ球は 33.0％から 37.5％に，Th1/Th2 は 20.9/2.8 から 25.1/3.0 となった．つまり副交感優位に働くことがわかる．この場合の自律神経失調は，顆粒球が多いタイプの高カテコールアミンのタイプである．また Th1 を上昇 Th2 を減少させる働きがある．柴胡—黄芩のペアでは，免疫調整の働きが強く自律神経失調を伴うようなこじれた風邪に有用である．この場合は顆粒球は 60.2％から 53.4％に，リンパ球は 32.4％から 36.5％に，Th1/Th2 バランスは 21.9/3.2 が 24.4/3.3 になった．これは Th1 が高すぎる場合に Th2 を増加させ，Tr1 (IL-10) を誘導し Th1 を抑制する為の反応である．つまり柴胡—黄芩のペアは Th1/Th2 バランスに強く作用するものと考えられる．

```
                 柴胡G

◆柴胡G    N=122    44.8±20.1才
    白血球      5629±1570
    顆粒球      59.3±10.5      52.2±11.0
    リンパ球    33.0±9.5       37.5±10.5
◆T細胞に対する作用    N=9
    Th1        20.9±5.3       25.1±6.7
    Th2        2.8±1.4        3.0±1.3
```

柴胡剤を使用する目標は，少陽病つまり胸脇苦満・往来寒熱・消化器症状である．胸脇苦満は自律神経失調の代表的サインで季肋部の圧痛をいい，往来寒熱とはウイルス感染が混合感染になり熱が断続的に出ている状態を示し，消化器症状は自律神経の失調のための症状のことである．これらを総合して少陽病と表現する．つまり自律神経失調を伴う遷延性感染症のことである．

　その代表方剤は小柴胡湯（No. 9）である．半夏のような利水剤の配合もあるため，舌に白い苔がつくのが特徴である．ただし，小柴胡湯は先程も述べたようにTh1とTh2の上昇をきたす場合があるので，自己免疫を悪化させる場合があることを念頭におかなくてはいけない．いわゆる間質性肺炎である．舌が乾燥している場合は禁忌となる．心配な場合はKL-6をチェックされることをおすすめする．

　柴胡桂枝湯（No.10）は小柴胡湯に桂枝湯（No.45）が合方された方剤である．混合感染時に風邪がぶり返した場合に用いるが，芍薬の配合があるため自律神経失調症にも有用である．これはまた右季肋部と臍を結ぶ上1/3のあたりに圧痛が出現することが多く（心下支結という），この部位は十二指腸の反応点でもある．実際に自律神経失調に伴う十二指腸潰瘍や慢性膵炎に有用である．柴胡加竜骨牡蛎湯（No.12）は，柴胡剤に精神安定効果のあるカルシウム剤，竜骨・牡蛎を加えている．細かいことにこだわるような人で高血圧やふけ症に良い．胸脇苦満が大きく臍の周囲に動悸を触れるようなケースに用いる．もちろん虚証では桂枝加竜骨牡蛎湯を用いる．同じ柴胡剤でも，柴胡桂枝乾姜湯（No.11）は牡蛎の精神安定効果と瓜呂仁を含む．瓜呂仁は細胞外液を増加させる効果があり，舌が乾燥しているような脱水の神経質な人によい．胸脇苦満は小さく，よく触れないとわからないと言われる．更年期障害のファーストチョイスは加味逍遙散（No.24）であるが，柴胡桂枝乾姜湯はそれを虚証にしたものと考えるとわかりやすい．加味逍遙散は柴胡—芍薬の代表方剤で，高カテコールアミン型の不安神経症に用いる．特に言うことがころころと変わる，いわゆるうるさい中年女性に奏効する．

　大柴胡湯（No. 8）は，柴胡に芍薬と黄芩・大黄が加味される．これは裏熱の処方といわれるが，自律神経安定効果と大黄による清熱効果が大きい．舌に黄色苔をつける．胸脇苦満は，右から左までつながっているようなケースである．高血圧や高脂血症，痛風などに用いられる．四逆散（No.35）は柴胡と芍

薬のペアで，ストレスの大きい自律神経失調症に用いる．芍薬が入っているため腹直筋の緊張が特徴で，左右とも張っているが，特に右の腹直筋の緊張が強い場合に用いる．十二指腸のオッディ括約筋を緩和させるため，抗生剤の胆汁中への移行を促進する効果があるので，胆道感染症の時に抗生剤と共に用いることが多い．柴朴湯（No.96）は小柴胡湯に半夏厚朴湯（No.16）を合方したもので，うつに対する効果が強く，うつが発症の要因となっている気管支喘息によく用いる．柴苓湯は小柴胡湯に五苓散（No.17）を合方したもので，利水剤を加えることで副交感神経の亢進の程度が強く，Th1が高すぎるケースにTh1抑制の目的で用いる．ネフローゼ症候群では尿蛋白をよく減少させる．ただし硬化性腎障害では効果を認めない．また大黄配合の方剤は，慢性腎障害で透析導入の時期を遅らせるという報告がある[17]．

　柴陥湯（No.73）は，小柴胡湯に小陥胸湯を合方し，肺に炎症性の熱がこもっている場合に用いる．咳をすると胸が痛いときに奏効する．成人の気管支喘息で感染が悪化要因となっている場合に用いる．小児では神秘湯（No.85）を用いる．これは柴胡剤と小青竜湯が合方してあり，Th1の抑制と気管支の拡張に同時に効いてくれる浅田宗伯の創生の名方である．小児で感染が悪化要因となっている場合は，麻杏甘石湯（No.55）が良い．抑肝散（No.54）は，腹直筋の緊張が左が強い場合に用いられるが，柴胡と芍薬に加え釣藤鈎という自律神経の過緊張を下げる薬味が入っており，いわゆる疳の虫に奏効する．チックや高血圧・のぼせ・イライラ・怒りっぽいなどの症状が目標となる．特に高血圧では自律神経の関係する拡張期高血圧に有用で，同様の方剤に七物降下湯（No.46）もある．これは四物湯（No.71）が入っているため女性に向いているが，胃腸障害に要注意である．さらに半夏・陳皮を加えると，抑肝散加陳皮半夏（No.83）になる．これは抑肝散の体質でうつ傾向が出てきた場合に用いる．そのほかにも柴胡剤はいろいろな疾患に応用されるが，腹診が重要であることは，これが自律神経の調整に働くことからも理解できる．

```
┌─────────────────────────────────────────────┐
│              小柴胡湯グループ                │
│                                             │
│  ◆小柴胡湯　柴胡・黄芩                      │
│    少陽病:胸脇苦満　往来寒熱　消化器症状    │
│      柴胡桂枝湯(10)    柴胡加竜骨牡蛎湯(12) │
│      柴胡桂枝乾姜湯(11) 四逆散(35)          │
│      加味逍遙散(24)    大柴胡湯(8)          │
│      柴朴湯(96)        柴苓湯(114)          │
│      柴陥湯(73)        抑肝散(54)  神秘湯(85)│
└─────────────────────────────────────────────┘
```

次に柴胡剤のグループを古典でみてみよう．

成書には少陽病の方剤とあるが，少陽病とは胸脇苦満と持続する微熱，さらに胃腸障害を3大兆候とする．基本方剤は柴胡と黄芩であるが，先程も述べたように，柴胡と芍薬のペアは自律神経調整剤として働き，柴胡と黄芩は抗炎症剤として働く．小柴胡湯は傷寒論に「傷寒，五六日中風，往来寒熱，胸脇苦満，黙々不欲飲食，心煩喜嘔，或胸中煩而不嘔，或渇，或腹中痛，或脇下痞硬，或心下悸，小便不利，或不渇，身有微熱，或嗽者」とある．これは有名な条文であるが，これらがすべてそろわなくても小柴胡湯は使用できる．基本は胸脇苦満と微熱の持続，嘔気や口苦食欲不振という消化器症状である．舌は白からやや黄色苔がつくのが特徴であり，絶対に乾燥舌には用いてはならない．間質性肺炎など思わぬ副反応に苦慮することがある．心配な諸氏はKL-6をチェックしながら用いれば副反応を回避できる．

柴陥湯は，小柴胡湯と小陥胸湯の合方である．小陥胸湯とは「小結胸病，正在心下，按之則痛，脈浮滑者」とあり胸部の抗炎症剤と考えられ，胸部の炎症性疾患に用いられる．特徴は，舌に黄色苔をつけ咳が出て咳とともに胸が痛む場合に用いる．感染型の気管支喘息の抗Th2に有用である．柴朴湯は，小柴胡湯と半夏厚朴湯の合方である．半夏厚朴湯は，先程も述べたように抗うつ効果があり，また気管支の拡張効果があるため，精神的な要因で喘息発作を誘発する場合に抗Th2効果が期待される．柴苓湯は，小柴胡湯と五苓散の合方で，元来は炎症性要因の存在するネフローゼ症候群の抗尿蛋白効果に用いるが，先程述べたように柴胡剤と利水剤の合方はTh1抑制効果があり，Th1の高い病態に用いることが多い．

❖ 柴胡桂枝湯

次に柴胡桂枝湯は小柴胡湯と桂枝湯の合方で，傷寒論には「傷寒六七日，発熱悪寒，支節煩疼，微嘔，心下支結」とある．本来は感冒症候群の治り際に再び寒冷に暴露され，風邪を引きなおしたときに用いるのであるが，発熱・悪風・胸脇苦満・食欲不振・舌白苔を目標として，桂枝湯の自律神経調整効果を期待して，発汗・動悸などの自律神経失調症や機能性胃腸症の胃潰瘍型に用いることが多い．またアレルギー性鼻炎の冷え型のTh2抑制剤としても用いる．ここで心下支結が問題になる．大塚らは心下の軽い圧痛と考えているが，実際には肝門部の圧痛として表現されることが多いようである．

次に大柴胡湯は，傷寒論に「太陽病，二三下之，後四五，柴胡証在者，先与小柴胡湯，嘔不止，心下急，鬱々微煩者，傷寒十余日，熱結在裏」とある．つまり発熱と胸脇苦満に便秘や腹痛といった裏熱症状を伴うものに用いる．大黄が加味されているので，舌に黄色苔をつけるのが特徴である．もし便秘がなければ大柴胡湯去大黄という方剤もある．柴胡桂枝乾姜湯は，傷寒論に「傷寒五六日，已発汗，而復下之，胸脇満微結，小便不利，渇而不嘔，但頭汗多，往来寒熱，心煩者」とある．この方剤は柴胡に黄芩の配合がなく，自律神経調整の働きが強くなっている．胸脇苦満は小さく，脱水症状と頭の汗が中心である．脱水傾向にある全般的不安障害に用いる．加味逍遥散の虚証型と考えればよい．以下の方剤も柴胡と芍薬で，自律神経の調整剤として用いるが，まず抑肝散はその名のとおり「肝の虫」をおさえる薬である．保嬰撮要に「肝経の虚熱，発畜し発熱咬牙，或いは驚悸寒熱，或いは木土に乗じて痰涎を嘔吐し，腹膨小食，睡臥安からざるを治す」とある．肝経とは頭の側頭部をさすが，頭痛，眼痛，くびこり，眼瞼や顔のひきつれ，痙攣，いわゆるチック症状である．不眠や倦怠感に用いる．いらいらして怒りっぽい人に有用である．

この方剤の特徴は，肝経の神経過緊張であるゆえ腹直筋が左に強く緊張していることである．ただし腹部が弛緩して臍動悸を触れる場合にも用いることができる．さらに抑肝散に二陳湯の方意である陳皮・半夏を加えると，抑肝散加陳皮半夏になる．これは抑肝散に比して水滞があり胃腸の弱いものと考えられるが，先程述べたように半夏は抗うつ作用があるため，自律神経失調にうつ傾向が加わったものと考えると用いやすい．四逆散は柴胡と芍薬のペアで自律神経調整機能が強く，抗ストレス剤と考えられる．金匱要略には「産後腹痛煩満

臥するを得ず」とある．柴胡の証，つまり胸脇苦満で疼痛に敏感で手足が冷えるタイプ（四逆），さらに筋肉が痙攣しやすい人が目標となる．四逆散の二本柱といわれるくらい腹直筋の緊張が強いタイプである．実証ではもっとも腹痛を取るのが四逆散で，虚証では小建中湯である．その他加味逍遥散や神秘湯，十味敗毒湯も柴胡剤であるが，あとで述べることとする．

```
             小柴胡湯の加減
       1：＋瘀血：桃仁・当帰
       2：＋気血両虚：黄耆・桂枝・芍薬・当帰
       3：＋抑鬱：香附子・陳皮
       4：＋不安：竜骨・牡蛎柴胡加竜骨牡蛎湯
       5：＋虚熱：石膏・知母柴白湯
       6：＋太陽病：桂枝・芍薬柴胡桂枝湯
       7：＋胸脇痞：黄連・瓜呂根柴陥湯
       8：＋乏尿浮腫：白朮・茯苓柴苓湯
```

【参考文献】

17) Goto. H. et al: Clinical evaluation of the effect of Daio on the progression of Nephropathy with overt proteinuria AM,J.Chin.Med.

12 利水剤グループとむくみ

　利水剤は先程も述べたように，皮膚表面のむくみを治療する皮水のグループと，真皮のむくみを治療する肌水グループがあるが，臓腑にてもいくつかの差異がある．肺の利水剤は去痰効果があるが，白朮・瓜呂仁・杏仁・桑白皮などがそれにあたる．また前胡は，肺の利水と清熱効果があるため，炎症性の感冒で利水が必要な場合に用いる．参蘇飲（No.66）がそれにあたる．上部消化管の利水は嘔気や胸焼けの効果があるが，茯苓・半夏・陳皮がそれにあたる．代表方剤は二陳湯（No.81）である．下部消化管の利水は下痢止めや利尿効果が認められるが，猪苓・沢瀉・車前子・滑石などがそれにあたる．代表方剤は，五苓散（No.17）である．

茯苓剤（利水）

◆上部消化管の利水
　　茯苓（胃）　陳皮（胃）　半夏（温化化痰）
　　前胡（清熱化痰）
◆下部消化管の利水
　　猪苓　沢瀉　車前子　滑石
◆皮膚の利水
　　薏苡仁　防已
◆肺の利水
　　白朮　瓜呂仁　杏仁　桑白皮

　皮水の代表方剤は越婢加朮湯（No.28）であるが，この方剤の場合は顆粒球が62.4％から49.7％に，リンパ球が31.1％から42.8％と最も強い副交感優位を示した．また肌水の防已黄耆湯（No.20）では顆粒球は62.8％から54.1％に，

リンパ球が30.0％から38.4％と，これも副交感優位になった．つまり副交感優位にて泌尿器系を賦活して利水効果がもたらされると考えられる．このためTh1を強く刺激してTh1の抑制を期待するときには，柴胡剤に利水剤を合方するのである．

```
                    利水剤G

◆皮水G  N=9  61.8±16.6才
   越婢加朮湯7例他
      白血球    5244±1094
      顆粒球    62.4±7.4    49.7±11.7    p<0.001
      リンパ球  31.1±7.2    42.8±12.2    P<0.001
◆風水(肌水)G  N=71  67.1±13.0才   防已黄耆湯
      白血球    5600±1645
      顆粒球    62.8±8.7    54.1±11.2    P<0.001
      リンパ球  30.0±8.3    38.4±10.9    P<0.001
```

　利水剤の代表方剤は五苓散（No.17）である．これは清熱効果はなく，元来は水逆の証，つまりアセトン血性嘔吐症のように，口が渇いて水を欲しがるが，水を飲ませるとすぐ吐いてしまうような場合に用いる．しかし，強い副交感の刺激で体の蓄水状態，つまり病理的水分の貯留には広く用いることができる．うっ血性心不全やメニエル・緑内障・滲出性皮膚炎・リンパ浮腫などである．桂枝を除いたものが四苓湯（オースギ）で，これは加味方剤であるため使いやすい．冷えを伴う場合は附子を加え，加減五苓散として用いる．

　機能障害を伴うときには，茵蔯蒿を加えた茵蔯五苓散（No.117）を用いる．食物性の蕁麻疹などに効果がある．猪苓や沢瀉は清熱効果があるため，猪苓湯（No.40）は細菌性の膀胱炎に用いられる．血尿を合併する場合は猪苓湯合四物湯（No.112）を用いるが，胃腸障害に要注意である．慢性の膀胱炎や尿道炎で，円柱は認めるが細菌は認めないような場合には五淋散（No.56）を用いる．また冷えが悪化要因となっているような神経質な人の膀胱炎や神経因性膀胱には，清心蓮子飲（No.111）を用いる．五積散（No.63）は，その名前の通り5つの積（つまり痛み）に用いた方剤であるが，利水剤が中心となっているものである．

足は冷えるが顔はほてるという自律神経の失調の女性に用いる．やや太り気味で生理不順があり，腰痛や肩こりを訴える人が多い．クーラーが原因の風邪にも有用である．

五苓散グループ

◆五苓散

猪苓・沢瀉・茯苓・白朮

水気病、口渇、小便不利、腹拍水音

五苓散(17)	猪苓湯(40)
猪苓湯合四物湯(112)	柴苓湯(114)
五積散(63)	四苓湯(オースギ)
五淋散(56)	清心蓮子飲(111)
柴苓湯(114)	胃苓湯(115)
茵陳五苓散(117)	

つぎに利水剤のグループを古典にて見てみよう．漢方の利水剤は利尿剤ではなく，電解質バランスを乱さない利尿剤である．その作用の本体は，細胞膜のNa-Kポンプではなく水チャンネルであるAQP（アクアポリン）を漢方に含まれる微量元素が塞ぐところにある．つまり水の移動スピードを変化させることにより利尿に働くのである．それゆえ脱水と病理的水滞が並存している病態にも応用できる．たとえば脱水傾向の老人で，うっ血性心不全で胸水のコントロールができないような病態であり，妊娠中毒症で下腿浮腫がコントロールできないような病態である．

まず五苓散は傷寒論に「治消渇，小便不利，或渇欲飲水，水入則吐者」「太陽病，発汗後，大汗出，胃中乾，煩燥不得眠，欲得飲水者」とある．つまり喉は乾くが飲むと吐いてしまうような病態を水逆というが，必ずしも必須ではない．口渇，嘔吐，脈浮があれば五苓散を用いてもよい．自家中毒や二日酔いの嘔吐，水毒を取るということから，三叉神経痛，めまい，頭痛などに用いる場合もある．猪苓湯は傷寒論に「陽明病，脈浮而数，咽乾口苦，腹満而喘，発熱汗出，不悪寒，反悪熱，身重」とある．猪苓は清熱，抗炎症作用があるためいわゆる膀胱炎に対する方剤と考えられる．ポイントは排尿困難と口渇，下腹部の緊満であ

る．猪苓湯合四物湯は止血作用があるため，血尿を主とする慢性膀胱炎や尿路結石の血尿に適応する．ただ四物湯が胃腸に触る場合があるので要注意である．尿路結石の疼痛には猪苓湯合芍薬甘草湯を用いる．五淋散にも四物湯類似の補血剤の配合があり，慢性膀胱炎の方剤である．五淋とは石淋（尿路結石）気淋（神経因性膀胱）膏淋（フィラリア）労淋（過労から慢性膀胱炎）熱淋（急性尿路感染）の5つの淋に対する方剤である．ただし胃腸虚弱には清心蓮子飲を用いる．簡単にいえば尿検査で白血球がある場合には猪苓湯，赤血球がある場合には猪苓湯合四物湯，円柱のみになっている場合には五淋散という目標になる．清心蓮子飲は和剤局方に「心中に積を蓄え，時に常に煩燥し，思慮労力憂愁抑鬱によって，小便白濁をきたし，夜は夢に走泄し，遺瀝渋痛し，便赤く血の如し，男子五淋，婦人帯下（後略）」とある．いわゆる体質虚弱者（虚証）の慢性泌尿器生殖器疾患の方剤である．残尿感，排尿後不快感，白色帯下などに用いるが，体が乾燥傾向で不眠や神経質などの特徴がある．大塚は足の冷えと顔ののぼせを目標にすると良いと述べている．五積散は同じく和剤局方に「調順中気，除風冷，化痰飲，脾胃宿冷，腹脇脹痛，嘔逆悪心，或感外風寒，傷内生冷，心腹痞悶，頭目昏痛，肩背拘急，肢体怠惰，寒熱往来，治不飲食」とある．これは気・血・痰・寒・食の五積を治する方剤といわれ，腰冷痛，上熱下冷を目標に中年女性の慢性腰痛に用いる．利水剤としては防已黄耆湯に似るが防已黄耆湯が膝痛に対応するのに対し，五積散は腰痛に対応する．

次に苓桂朮甘湯であるが，これは桂枝湯のところでも述べたが，利水剤としての働きもある．この方剤は上腹部の動悸が目標であった．上腹部の動悸が触れ強い冷えを訴える場合には苓姜朮甘湯になる．類聚方には「治心下悸，小便不利，腰中冷，如坐水中，或疼重，形如水状者」とあり，水の中に座っているように冷えて痛むものとなっている．苓桂甘棗湯は，白朮を大棗に変えたものであるが，類聚方には「治臍下悸，而攣急上衝者」とありこれは下腹部の動悸を目標とする．自律神経発作でいわゆるヒステリー発作が下腹部から上腹部へ駆け上がってくるような病態に用いる．これを奔豚病という．苓桂五味甘草湯は苓桂朮甘湯に五味子を加え，咳に対応しているが，さらに細辛・半夏を加えると苓甘姜味辛夏湯になる．これは苓桂五味甘草湯に嘔気が加わったものに対応し，さらに杏仁を加えると苓甘姜味辛夏仁湯になる．これは傷寒論に「水去嘔止．其人形腫者」とあり，足に軽いむくみがある場合に対応する．

❖ 防已黄耆湯について

　防已黄耆湯は金匱要略に「風水，脈浮為在表，其人或頭汗出，表無他病．病者但下重，従腰以上．為和，腰以下当腫及陰．難以屈伸，為即按」とある．これは変形性膝関節症の方剤として有名であるが，本来は真皮の深いところの浮腫（風水）をとる方剤である．ポイントは色白で肉が柔らかく俗に言う水太りの人が適応になり，疲れやすく汗が多いという特徴をもつ．麻杏薏甘湯は脈浮で汗出ずして悪風するものとなり，防已黄耆湯の実証タイプに用いる．同じく真皮の深いところのむくみを取るのは茯苓四逆湯がある．これは附子剤であるが，冷えとむくみ，疲れやすくCOPDが進行して肺性心になって冷えているような病態にもちいる．エキスでは真武湯と人参湯を合方する．

memo…

13 滋陰剤グループと地黄丸グループ

❖ 滋陰剤とは

　滋陰剤とは細胞外液を増加させる漢方薬であり、これは現代医学では点滴に相当するものである．麦門冬が主薬となっており、内因性コルチゾールの分解酵素 11β-HDS2 を抑制するため、循環血漿量を維持することができる．脱水の予備軍の状態で最も影響を受けるのが肺であり、老人は予備水分保持能力が低下するため脱水を起こしやすい．その場合、炎症ではないが脱水の影響で熱症が出現することが多い．これは IL-6 の影響と言われているが、たしかに脱水の状態では細菌感染を起こしやすく、IL-6 が増加すると CRP に反応することが知られている．老人で COPD の場合に体液が減少していると、夜布団に入ると咳き込む人が多い．これは滋陰降火湯（No.93）を用いる．細胞外液を増加させながら抗炎症作用がある．COPD 以外でも漢方でいうところの虚熱に用いて良い．

　滋陰至宝湯（No.92）は柴胡と芍薬を加えた方剤であり、自律神経失調を伴う場合に用いる．これらを用いた結果は顆粒球は 69.3％から 65.1％に、リンパ球は 24.3％から 26.3％にとなり、副交感優位となったが、利水剤ほど強い刺激ではない．麦門冬は滋陰の代表薬であり、麦門冬湯（No.29）は乾燥型の呼吸器疾患に用いる．咳き込んで顔を真っ赤にしているような人に有用であり、妊娠中は脱水となるため、妊娠中の女性の風邪に麦門冬湯がよく用いられる．当然シェーグレン症候群にも有用である．清肺湯（No.90）は、竹筎・黄連にて清熱効果が強くなっており、黄色い痰で咳き込むような人に有用である．タバコの吸いすぎの人で肺気腫の患者に良い．肺機能が低下して肺性心不全になった場合には、心機能の薬が配合された瓜呂枳実湯を用いる．

```
┌─────────────────────────────────────────────┐
│              滋陰剤G                         │
│ ◆滋陰剤  N=8  65.2±11.1才  滋陰至宝湯        │
│   白血球  6412±782                          │
│   顆粒球  69.3±9.1   65.1±10.0   P<0.001    │
│   リンパ球 24.3±9.1   26.3±9.5              │
└─────────────────────────────────────────────┘
```

❖ **副腎系**

　次に脱水の影響を受けるのが副腎系である．特に副腎皮質はステロイドの分泌を主としているため，皮質ホルモンの減少は生体を脱水傾向にしてしまう．ところでステロイドは天然の山芋から発見されたことをご存知だろうか．つまり山薬＝やまいもは，天然のステロイドなのである．もちろん，-OH基を併せ持つため合成ステロイドほどの効果はないが，副作用も少ない．

❖ **陰虚グループ**

　次に陰虚のグループであるが，麦門冬を主とする肺陰虚には清肺湯，滋陰降火湯，滋陰至宝湯などがある．麦門冬は，内因性コルチゾール濃度を維持しながら抗ムスカリン作用で外分泌を促進し，また抗サブスタンスＰの作用で咳止めに働く．つまりかならず乾燥というのがその証であるが，清肺湯は，万病回春に「痰嗽は嗽動すれば即ち痰鳴あり，痰出ずれば嗽止む　肺脹嗽は嗽するとき即ち喘満気急す．久嗽やまざる者は労怯となる．若しくは久しく嗽して声唖する．或いは喉に瘡を生ずる」とあり，比較的体力のある人の長引く咳と膿性痰のあるものに効果がある．乾燥傾向があり，黄色い痰の多い肺気腫や慢性呼吸器疾患に用いる．いわばアミノグリコシッド系抗生剤とムコダイン系の去痰剤をあわせた方剤と考えるとわかりやすい．

　滋陰降火湯は万病回春に「虚労の者は陰虚して相火動ずるなり，陰虚火動は治し難し，虚労，補を受けざる者は，治し難し，滋陰降火湯　陰虚火動　発熱咳嗽し，痰を吐して喘急し，盗汗して口乾くを治す」とあり，乾燥性の咳嗽で夜布団にはいって体が温まると咳き込むような人に有用である．また黄柏・知母の働きで虚熱（乾燥にともなうウイルス感染の微熱）にも広く対応できる．さらに腎に対する滋陰剤は地黄や山薬で，これはステロイド環をもちやはり内因性コルチゾールの増加に働く．

八味地黄丸は金匱要略に「脚気上入，小腹不仁，虚労腰痛，小腹拘急，小便不利者」とある．下腹部の腹力減退すなわち小腹不仁を目標に，腰痛，精力減退，夜間多尿，口渇，足のほてりなど老化に伴う諸症状に有用である．小腹不仁ではなく下腹部の正中芯の場合もある．特に脊柱管狭窄にともなう馬尾神経障害には一度試してみたい方剤である．

滋陰剤

◆体液の不足による
臓腑組織の栄養不足分泌能の低下により
抵抗力が衰え、炎症性感染にかかわりやすく、
熱感性症候を呈する状態。

肺陰：麦門冬・百合・沙参
胃陰：麦門冬・地黄・角砂糖
肝陰：玄参・天門冬・芍薬
腎陰：地黄・山薬・山茱萸

肺陰虚

清肺湯(90)：麦門冬・天門冬＋桔梗・山梔子
滋陰降火湯(93)：麦門冬・天門冬＋知母・黄柏
滋陰至宝湯(92)：麦門冬・芍薬＋柴胡・地骨皮
竹茹温胆湯(91)：麦門冬・人参＋竹如・黄連

❖ 六味丸

　地黄も細胞外液の増加の効果があり，この2種を含んでいるのが六味丸（No.87）である．老化とは水液代謝予備能の減弱であるが，これは甲状腺—副腎ホルモンの脆弱で，また横隔膜の運動能力減弱でもある．横隔膜の運動能力の低下は，残気量を増加させるとともにガス交換を低下させ，また体液の循環を低下させる．この場合，腹部内臓の移動性が悪くなると同時に，臍の下部の腹直筋が腹部内臓の下垂を支えられなくなり筋力の低下をきたす．これが小腹

不仁といわれる反応で，腹部の臍の下部の筋力が弱くなった状態である．つまり臍の下部の筋力が弱いということは，副腎系の脆弱を表すのである．その場合は循環血漿量も減弱しており，脈は指を骨の近くまで押さえ込まないとよく触れなくなっている．これは沈脈と表現し，また附子脈ともいう．

❖ 八味地黄丸

　さらに皮膚が乾燥していれば六味丸を用いる．これは前立腺肥大を改善するが，尿量異常にこだわる必要はない．さらに冷えと下肢のむくみがあれば心機能の減弱を示し，副腎髄質の低下も合併していると考えられる．植物性アルカロイドの強心剤・附子を加えると八味地黄丸（No.7）となる．これも前立腺肥大を改善し夜間頻尿が良い目安となる．さらに地黄は血糖の降下作用もあるが，胃腸障害や下痢をきたす場合があるので要注意である．また地黄丸を用いる患者は，よくかかとが痛いということがある．これも副腎系のホルモンが脆弱で，骨粗鬆症になっているものと思われる．

　実際にこれらを用いたところ，顆粒球は61.5％から54.9％に，リンパ球は30.1％から35.5％に，さらにTh1/Th2は14.6/2.8から16.5/2.2になった．つまり老人の免疫を回復する働きを持っているのである．若い人にこれを用いてもこのような免疫の上昇は認められない．八味地黄丸に活血と利水の午膝・車前子を加えると，牛車腎気丸（No.107）となる．下肢のしびれに奏効し，糖尿病性神経障害によく用いられる．κ-オピオイドを含むためと考えられる．これはタキサン系の化学療法の副作用防止にも用いられる．地黄丸剤で下痢をきたす場合は，真武湯（No.30）に切り替えると良い．

地黄丸G

◆地黄丸G　N=33　67.1±13.5才
　八味地黄丸20例　六味丸8例など
　　白血球　　5315±1149
　　顆粒球　　61.5±9.1　　　54.9±11.1
　　リンパ球　30.1±8.1　　　35.5±10.5
　　Th1/Th2　14.6±2.5/2.8±0.6
　　　　　　　16.5±2.8/2.2±0.7

14 活血剤グループ

❖ 循環不全

　次に血液の循環不全を見てみよう．代表薬味は桃仁であり，桃仁・我朮は血管拡張作用があり，当帰・川芎は，血管レオロジーの改善とフィブリン溶解作用をもつ．これらは血液循環改善作用をもつ．トロンポテストに有意差を及ぼすほどではないが，FORM検査では明らかに血液粘稠度の改善を認める．血管循環の不全は婦人科疾患に多く，子宮内膜症や子宮筋腫などである．また狭心症や脳梗塞なども血液循環不全である．代表方剤は桂枝茯苓丸 (No.25) である．子宮筋腫に桂枝茯苓丸が有用であるという論文は多々見られるが，タナゾールとGnRHの子宮内膜細胞の増殖抑制の作用を比較してみると，桂枝茯例丸がもっとも良い効果を発揮した．自律神経の作用では顆粒球が57.8%から55.0%に，リンパ球は34.0%が36.6%になり，副交感優位になった．漢方では瘀血といい，下腹部に圧痛が出るのが特徴である．桂枝茯苓丸など，桃仁が主薬の方剤はS状結腸部に圧痛が出現し，回盲部に圧痛が出る場合は大黄剤を用いると良いといわれる．

活血剤G

◆活血剤　N=18　46.1±17.4才
　　桂枝茯苓丸12例　芎帰調血飲4例など
　　　白血球　　5805±1296
　　　顆粒球　　57.8±14.3　　55.0±13.3
　　　リンパ球　34.0±11.9　　36.6±12.6
◆子宮筋腫群　N=8
　　　顆粒球　　59.7±19.8　　64.2±12.9
　　　リンパ球　32.5±16.3　　28.7±12.3
◆子宮筋腫なし群　N=11
　　　顆粒球　　57.7±9.3　　 48.6±8.5
　　　リンパ球　34.0±8.1　　 42.1±2.7

```
┌─────────────────────────────────────┐
│           桂枝茯苓丸                │
│                                     │
│  ◆桂枝・茯苓・牡丹皮・桃仁・芍薬(桃牡芍) │
│  ◆うっ血を改善し血腫を分解吸収、   │
│   血液循環を改善する                │
│   牡丹皮は子宮粘膜を充血させる。    │
│   芍薬は子宮筋の収縮調整に働く。    │
│  ◆月経異常　冷えのぼせ　自律神経失調 │
│   慢性の疼痛　子宮内膜炎　子宮筋腫  │
└─────────────────────────────────────┘
```

　桃核承気湯(No.61)は桃仁と大黄が含まれており，S状結腸部から左の鼠部に強い圧痛が出現し，便秘を伴う場合に用いる．更年期障害や月経前緊張にて精神症状が強い場合にも有用である．通導散(No.105)は大承気湯(No.133)を含み，桃核承気湯は調胃承気湯(No.74)を含むため，通導散の方が瀉下作用が強い．回盲部に圧痛が強いときに用いる．疎経活血湯(No.53)は血液循環不全に伴う下肢の神経痛や腰椎椎間板ヘルニアに用いる．治打撲一方(No.89)はその名の通り打撲によるうっ血に有用であるが，川骨が抗プロスタグランジン作用があるため，カウザルギーやRSDなどのComplex Regional Pain Syndromeにも有用である．ただし中枢性の疼痛には効果はない．乙字湯(No.3)は原南陽の名処方で，内痔核や裂肛に有用である．乙字湯があれば甲字湯もあり，これは桂枝茯苓丸加薏苡仁(No.125)となっている．痔核と皮膚の色素沈着に有用である．芎帰膠艾湯(No.77)は阿膠・艾葉という止血剤が入っており，いろいろな出血に用いられる．不正出血や顕微鏡的血尿などに用いられる．芎帰調血飲（太虎堂）は止血以外に貧血や下痢を治す作用があり，産後の不正出血や神経症に用いられる．[18]

❖ 当帰芍薬散

　次に当帰芍薬散(No.23)であるが，これも活血剤であるが貧血を治す効果の方が強く，芎帰調血飲とともに虚証の色白で華奢な女性に用いる．特に当帰芍薬散は習慣性流産やリトドリンの副作用防止に用いるが，女性ホルモン系エストロージェンやプロゲステロンを増加させる効果があり，排卵誘発にも

働く[19]．自律神経の作用として顆粒球は58.1％から51.5％，リンパ球は30.9％から36.4％に強い副交感刺激をきたす．さらにTh1/Th2は19.7/3.5から20.9/2.7であった．しかし，排卵はどうして起こるかというと，卵巣局所での交感神経刺激であり，末梢血液での副交感刺激とは趣が異なる．ただ東京大・金井らの報告[20]をみても末梢血と脱落膜や卵巣局所では，ホルモンの動態が少し異なってくるようである．つまり末梢血では強く副交感優位で免疫亢進を引き起こしながら，卵巣局所では交換刺激で排卵誘発を起こしていると思われる．

当帰芍薬散

- ◆当帰・川芎・芍薬・茯苓・沢瀉・白朮(当薬茯瀉)
- ◆当帰・芍薬は補血，血管拡張
- ◆白朮・茯苓・沢瀉は利水　消化吸収の促進
- ◆手足のしびれ　筋のけいれん　むくみ　浮腫
　　習慣性流産　妊婦の腹痛　月経不順
- ◆子宮局所では排卵誘発　子宮筋収縮抑制

❖ **習慣性流産**

ついでに習慣性流産にも，Th1優位の母子間の同種免疫異常のタイプと，Th2優位の抗リン脂質抗体症候群のタイプがある．Th1優位のタイプは柴苓湯(No.114)を用い，Th2優位のタイプは当帰芍薬散を用いる．温経湯(No.106)は桂枝湯の加減方で，当帰芍薬散と同程度エストラジオールとプロゲステロンを増加させるが，論文では高LH血症の生理不順にも有効である[21]．麦門冬が薬味にあり，足は冷えるが口や手は乾燥とほてりがある場合に用いる．最近の知見では妊娠の維持にはTh2が必要である．ただし，過剰なTh2は切迫流産を招く．生理痛にはCOX2の阻害効果のある芍薬が必要で，芍薬甘草湯(No.68)や四物湯(No.71)を用いる[22]．このCOX2の阻害剤は卵巣癌や大腸癌など腺癌の抑制効果があり，今後の運用に期待がかかる．外国ではセレキキシコブが認められている．また芍薬甘草湯は抗アンドロジェン作用があり，特に多嚢胞性卵巣の排卵障害に効果がある．

```
┌─────────────────────────────────────┐
│           習慣性流産                 │
│                                      │
│   ◆Th1優位→母子間の同種免疫異常     │
│   ◆Th2優位→抗リン脂質抗体症候群     │
│           自己免疫異常               │
│                                      │
└─────────────────────────────────────┘

まとめると低エストロージェンの排卵誘発として，当帰芍薬散・温経湯，高LHの排卵誘発として温経湯，子宮内膜増殖抑制として桂枝茯苓丸，COX2の阻害剤として芍薬甘草湯，Th1抑制として柴苓湯，Th2抑制として当帰芍薬散があるが，当然のことながら婦人のホルモン周期にて漢方薬を変えたほうが有効である．

```

卵巣細胞の性ホルモン産生

漢方薬濃度	17βエストラジオール	プロゲステロン
◆温経湯		
・0	58.7±3.05	2.90±0.12
・10	70.1±2.43	3.38±0.23
◆当帰芍薬散		
・0	56.3±12.4	3.23±0.09
・10	65.0±2.52	3.30±0.15
・100	84.3±10.0*	4.10±0.19*
μg/ml	pg/ml	ng/ml

$*p<0.01$　　$**p<0.05$　　　徳島大　尾形ら

❖ **サイクル投与**

　虚証で貧血気味の女性で，腹部に圧痛がなく動悸を触れるような例で，特に多囊胞性卵巣のあるケースでは芍薬甘草湯（低温期）—当帰芍薬散（高温期）を用い，足の冷えと顔のほてりがあるケースには当帰芍薬散（低温期）—温経湯（高温期）を，冷えが強いケースでは芍薬甘草附子湯（低温期）—当帰芍薬散加附子（高温期）を，やや実証で腹部に圧痛があり子宮内膜症があるケースでは温経湯（低温期）—桂枝茯苓丸（高温期）を，月経困難症が強いケースでは芍薬甘草湯（低温期）—桂枝茯苓丸（高温期）を，ストレスが強く生理前緊張が強いケースでは桂枝茯苓丸（低温期）—加味逍遙散（高温期）を用い，便秘があり無月経のケースでは桂枝茯苓丸（低温期）—桃核承気湯（高温期）もしくは温経湯（低温期）—桂枝茯苓丸（高温期）に桃核承気湯を分1で追加するなど，いろいろな処方の組合わせがある．これらをサイクル投与という．また，生理時のみに併用でもよい．当帰芍薬散単独では，排卵率30％でクロミフェンを併用しても50％の排卵率であるが，サイクル投与では排卵率は70％になる[23]．その他，主薬に対して芍薬甘草湯を生理中だけ加味してもよい．

婦人科漢方投与のコツ

◆排卵誘発　　当帰芍薬散　温経湯
◆内膜増殖抑制　桂枝茯苓丸
◆PG産生抑制　芍薬甘草湯　芎帰調血飲
　　　　　　　香附子　女神散
◆Th1/Th2バランス　当帰芍薬散　柴苓湯
◆虚証　当帰芍薬散・温経湯・芍薬甘草湯
◆実証　桂枝茯苓丸・女神散・温経湯

❖ **駆瘀血剤**

　次に駆瘀血剤を見てみよう．まず桂枝茯苓丸は金匱要略に「婦人宿と癥あり，経断ちて未だ三月に及ばず，而も漏下を得て止まず，胎動きて臍上に在るものは癥痼妊娠を害すると為す．六月にして動くものは前三月経水利するときの胎なり．血下るものは断ちて後三月の胚なり．血止まざる所以のものはその癥去らざるが故なり」とあり，本来は妊娠中の胎動不安や妊娠外の腹部腫瘤（子宮

筋腫など）に用いる方剤である．特徴は瘀血症状で，口渇，さめ肌，大便黒色，出血傾向，月経不順，不妊，流産などであるが，特に注目は下腹部の圧痛である．これは骨盤腔内の静脈の鬱滞と考えられる．抗プラスミン効果があるため，打撲や痔核などにも応用される．通導散は，森道伯翁の創生された一貫堂の処方群のひとつで，瘀血証の代表方剤である．本来は百叩きの刑のあとの打撲で広範囲に皮下出血が生じ，興奮で心下部が苦しく，上腹部は緊張して苦しく，便秘をして頭痛，のぼせ，不安，不眠がある場合に用いる．便秘と下腹部の圧痛と筋緊張を目標とする．現代のストレス社会においては応用範囲が広い方剤である．

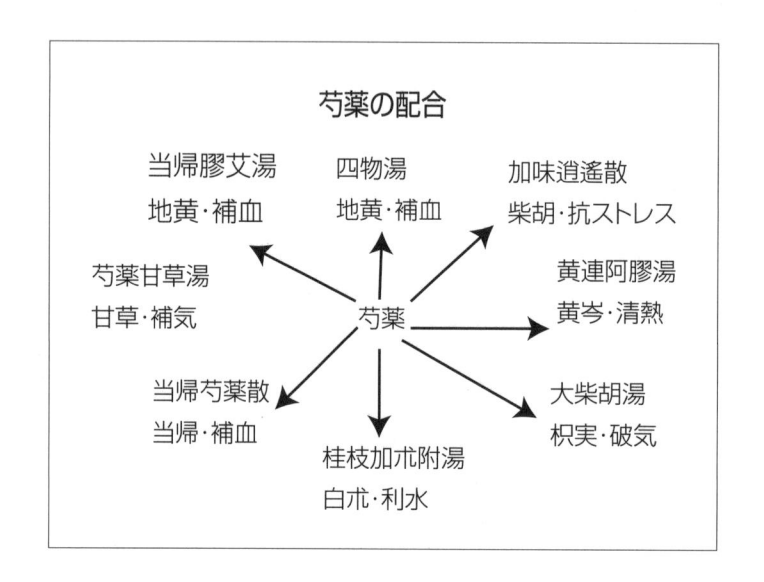

芍薬の配合

当帰膠艾湯 地黄・補血
四物湯 地黄・補血
加味逍遙散 柴胡・抗ストレス
芍薬甘草湯 甘草・補気
黄連阿膠湯 黄芩・清熱
芍薬
当帰芍薬散 当帰・補血
大柴胡湯 枳実・破気
桂枝加朮附湯 白朮・利水

❖ 虚証の駆瘀血剤

当帰芍薬散は金匱要略に「婦人懐妊，腹中，痛するは，当帰芍薬散之を主る」とあり，婦人科疾患に用いるが，その特徴は手足の冷え，むくみ，めまい，貧血，もち肌である．下腹部の圧痛ははっきりせず，むしろ腹力が弱いが臍傍左に圧痛がでるケースが多く，これを大塚点という．いわゆる虚証の駆瘀血剤といわれる．最近ではリトドリンの副作用防止や妊娠中毒のむくみに用いるが，抗Th2の効果を期待してTh2型の切迫流産に用いることが多い．温経湯は，金匱要略に「婦人年五十ばかり，下痢を病みて十数日止まらず，暮れには発熱し，少腹裏急し，腹満し，手足煩熱し，唇口乾燥する」とある．この方剤もLH・FSHを増加させる働きをもつが，PCOの高LHの場合にはLHを正常化させ排

卵を誘発することが知られている．目標は手足のほてりと口の乾燥である．足が冷える場合もある．

女神散は浅田宗伯家創生の処方であり，「この方は元安栄湯と名て軍中七気を治する．余家婦人血症にもちいて特経あるをもって今の名とす．実母散，婦王湯，清心湯皆この類なり」とある．特徴は，のぼせ，めまい，頭痛を訴える不安障害や更年期障害の実証の女性に特効する．現代のストレス社会においてよく用いられる方剤である．

また，補血剤では帰脾湯・加味帰脾湯がある．済生方には「思慮制を過ぎ，心脾を労傷し，健忘，怔忡するを治す．また脾を傷り而して虐痢を作すには柴胡・梔子を加え加味帰脾湯と名ずく」とある．体力の弱い虚証で，貧血，疲労感，不安，不眠を訴え，脈は沈，腹力は弱く，胃内停水が認められる場合に用いる．

【参考文献】

18) 和歌山県立大・田中ら「桂枝茯苓丸療法中の子宮内膜症患者血清がヒト子宮内膜間質細胞培養系に及ぼす効果」産婦人科漢方研究のあゆみ　2002　No19　pp.117-119

19) 徳島大・尾形ら「ラット卵巣細胞系におけるケモカイン産生に及ぼす温経湯の効果に関する検討」産婦人科漢方研究のあゆみ　2002　No.19 pp.128-131

20) 東京大・金井ら「当帰芍薬散・柴苓湯の自己免疫性習慣流産に対する効用（Th1/Th2サイトカインバランスの観点より）」産婦人科漢方研究のあゆみ　2002　No19 pp.78-80

21) 大阪医大・後山ら「更年期不定愁訴例におけるサイトカインの動態と漢方製剤投与による変動」産婦人科漢方研究のあゆみ　2002　No19　pp.96-99

22) 岐阜大・丹羽ら「マウス子宮内膜発癌における cyclooxygenas-2 発現と十全大補湯による抑制効果」産婦人科漢方研究のあゆみ　2002　No19　pp.123-126

23) 和歌山県立大・中島ら「挙児希望の重症月経困難症患者に対する排卵誘発療法：芍薬甘草湯／当帰芍薬散交互周期的投与療法」産婦人科漢方研究のあゆみ　2002　No19 pp.71-73

memo…

15 アレルギーと漢方薬

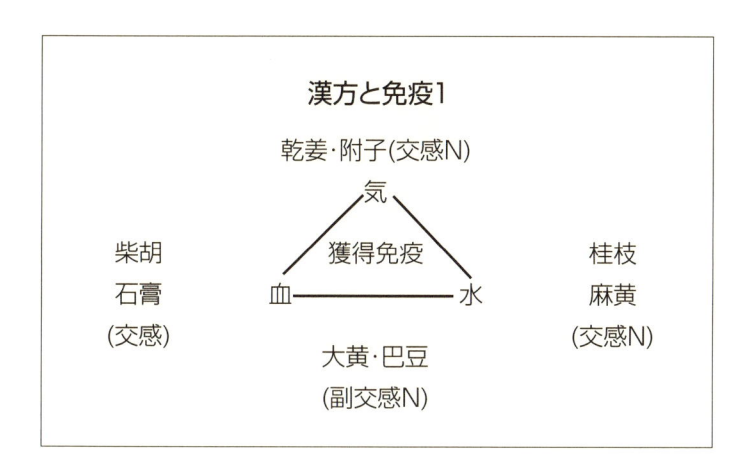

```
          漢方と免疫1
          乾姜・附子(交感N)
                気
               ╱  ╲
             獲得免疫
柴胡                        桂枝
石膏    血 ────── 水         麻黄
(交感)                       (交感N)
          大黄・巴豆
          (副交感N)
```

　以上をみてみると，東西南北の漢方の用い方は，急性疾患，特にウイルス感染や細菌感染，また疼痛疾患におけるNSAIDsとしての使い方を示唆するものであり，中原の気血水や五臓の考え方は，Th1/Th2バランスをはじめ，獲得免疫系を中心とした漢方の使い方を示していると思われる．特にTh1を増強するのは補剤G・利水剤G・地黄丸Gであり，Th2を抑制するのは柴胡—黄芩の柴胡G・黄連G・当帰Gなどである．もちろんTh1とTh2はほとんどの場合には拮抗的に働くのであるが，柴胡—黄芩のペアのように，まれに拮抗的にいかないこともあるので要注意である．柴胡剤は急性疾患と慢性疾患どちらにも用いる方剤である．ただし，獲得免疫の代表方剤である補剤においても時間を要するが，自然免疫に関わる皮膚表面免疫を増強することが知られており，中から外へという働きもあることを忘れてはいけない．

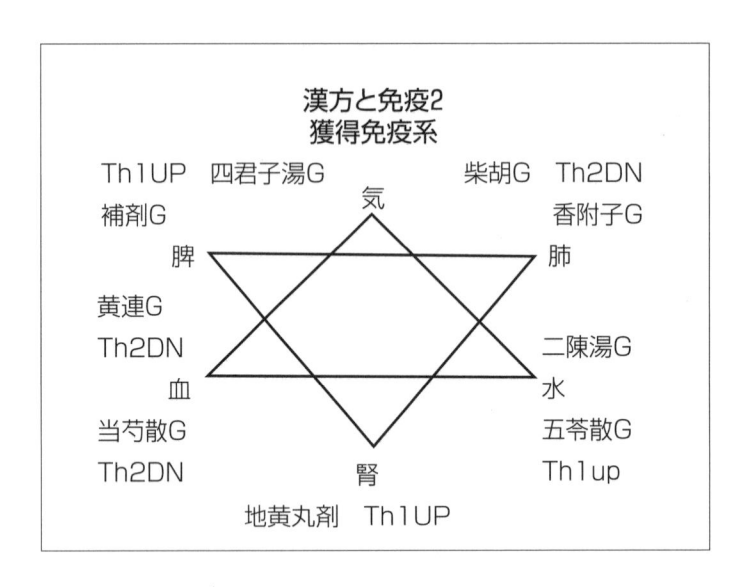

```
┌─────────────────────────────────────────┐
│          漢方と免疫2                    │
│          獲得免疫系                     │
│                                         │
│  Th1UP  四君子湯G        柴胡G  Th2DN   │
│  補剤G                          香附子G │
│        脾          気          肺       │
│                                         │
│  黄連G                          二陳湯G │
│  Th2DN                                  │
│        血                      水       │
│                                         │
│  当芍散G                        五苓散G │
│  Th2DN         腎              Th1up    │
│          地黄丸剤  Th1UP                │
└─────────────────────────────────────────┘
```

これをアレルギー疾患に応用してみる．たとえばアレルギー性鼻炎の場合をみてみよう．

❖ アレルギー性鼻炎

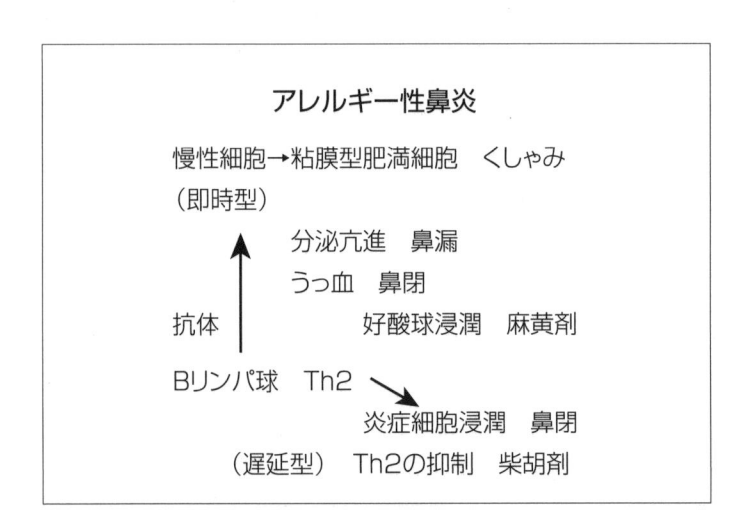

```
┌─────────────────────────────────────────┐
│            アレルギー性鼻炎             │
│                                         │
│   慢性細胞→粘膜型肥満細胞   くしゃみ    │
│   （即時型）                            │
│            ↑   分泌亢進  鼻漏          │
│                うっ血    鼻閉          │
│   抗体         好酸球浸潤  麻黄剤      │
│        Bリンパ球  Th2 ↘                 │
│                    炎症細胞浸潤  鼻閉  │
│   （遅延型）  Th2の抑制  柴胡剤        │
└─────────────────────────────────────────┘
```

アレルギー性鼻炎は，即時型反応として粘膜型肥満細胞に，IgE抗体反応が刺激をするとヒスタミンが分泌され，くしゃみ・鼻水などの症状が出現する．6時間程度で今度は好酸球が分泌され，鼻閉を引き起こす．この場合はまず粘膜の血管透過性を変化させなければいけないため，東の湿を取る方剤—麻黄剤

グループを用いる．代表的方剤は小青竜湯(No.19)である．もちろんこの場合には，必ず心下水気音が必要であるが，小青竜湯だけで症状が寛解しないということは，冷えか熱の関与が強いということであり，鼻腔粘膜が蒼白であれば北の附子を加える．麻黄附子細辛湯(No.127)である．鼻腔粘膜が発赤して眼瞼結膜が赤いようなケースでは石膏を加える．小青竜湯加桔梗石膏である．これらは好酸球を抑制し症状を寛解に導くが，残念ながらIL-4には変化を及ぼさない（最近の知見では，Th2の抑制効果も確認された）．

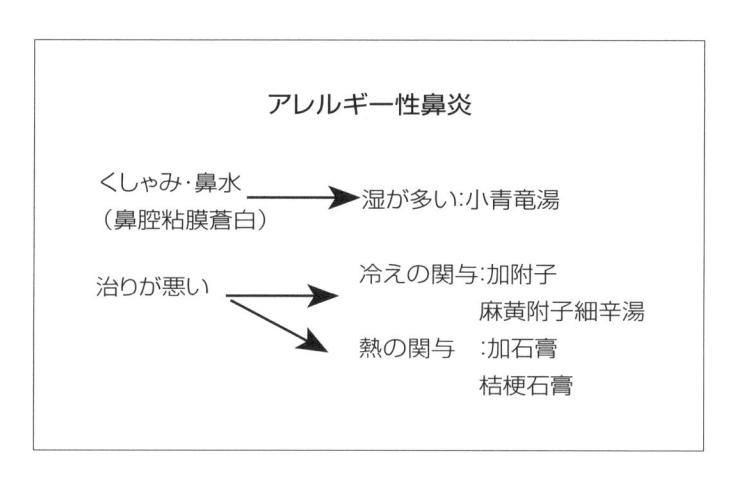

```
                      アレルギー性鼻炎

     くしゃみ・鼻水  ──→ 湿が多い:小青竜湯
      (鼻腔粘膜蒼白)

     治りが悪い   ──→ 冷えの関与:加附子
                            麻黄附子細辛湯
                  ──→ 熱の関与  :加石膏
                            桔梗石膏
```

また心下水気音を認めない場合には，冷え型には苓甘姜味辛夏仁湯(No.119)を用い，熱型には葛根湯加川芎辛夷(No.2)や清上防風湯(No.58)などを用いる．しかし季節性ではなく通年性になったようなケースなどは，Th2細胞の関与が強く，炎症性細胞の浸潤が症状を誘導している．この場合はTh2細胞の抑制が必要であり，Th2の抑制は柴胡剤（柴胡─黄芩のペア）や当帰剤であった．つまり慢性期には柴胡剤に変方しなくてはいけないのである．舌に白い苔がつくようなケースで，急性期に小青竜湯が良い場合は小柴胡湯加桔梗石膏(No.109)や小柴胡加湯香蘇散(No.9＋70)を用いる．急性期に麻黄附子細辛湯が良いケースでは柴胡桂枝湯(No.10)を用いる．急性期に桔梗石膏が良いケースではやはり小柴胡湯加桔梗石膏(No.109)がよい．しかしこの場合も胸脇苦満は必要であり，それがない場合はそのほかの当帰剤や利水剤・補剤なども候補になってくる．よく用いられるのが当帰芍薬散や五苓散である．これが証に合わせるということである．

❖ 体質を変えるということ

　これらは漢方医がよくやっている手法なのであるが，つまり体質を変えるということは，Th1/Th2 バランスを変化させるという昔の知恵なのである．もちろん Th1 が高値の場合には柴苓湯も有用である．実際にこれらを処方すると季節になっても発作が出なくなるケースが多々ある．ぜひお試しいただきたい．では最初から小柴胡湯と小青竜湯を合方すればいいのではないかと考えられる先生もいるようである．それもひとつの考え方であるが，漢方は Complex Medicine であるため薬味が多いとその作用が弱くなってしまうのである．少ない薬味ほど切れ味が良いということを覚えていただきたい．

❖ アトピー性皮膚炎

　次にアトピー性皮膚炎であるが，これも皮膚表面の IgE 抗体から肥満細胞が関与する即時型反応と，ランゲルハンス細胞を介して Th2 細胞から好酸球浸潤を起こすタイプと，Th1 細胞からマクロファージ浸潤を起こすタイプの遅延型反応に分けられる．つまり本来のアトピーは Th2 優位のはずであるが，自己免疫が関与する Th1 優位のタイプも存在するのである．Th1 優位の皮膚病はほかに尋常性乾癬や円形脱毛，自己免疫性皮膚炎などがある．またアトピーの場合に，生体が交感神経優位になっているとステロイドが皮膚表面処理できずに酸化ステロールとなってしまい，かえって炎症を強くする場合がある．

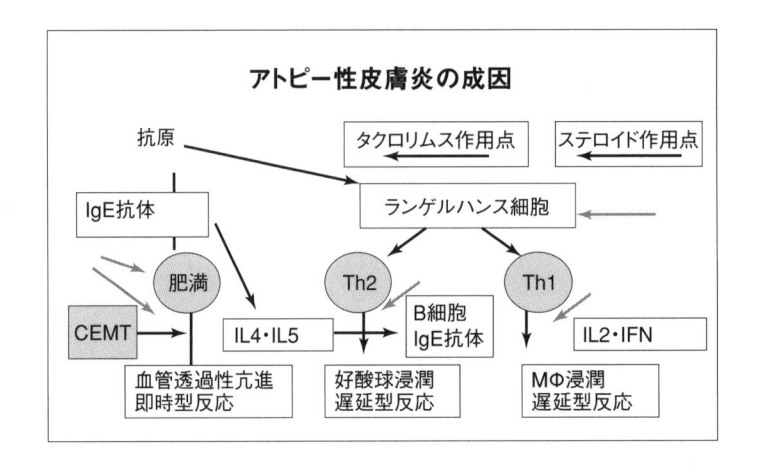

アトピー性皮膚炎の成因

```
┌─────────────────────────────────────┐
│          Th1とTh2細胞                │
│  ◆Th1細胞→尋常性乾癬・円形脱毛症     │
│          自己免疫性皮膚炎            │
│  ◆Th2細胞→アトピー性皮膚炎          │
│          アレルギー性皮膚炎          │
└─────────────────────────────────────┘
```

　たしかにステロイドで治療がうまくいくケースと，リバウンドを繰り返しながらだんだんに皮膚が荒れていき治療に抵抗するケースも認められる．これは生体側の問題なのである．生体側の自律神経の状態を知ることは，アトピーの治療において欠かせないことである．まず，リンパ球の比率を調べていただきたい．リンパ球が30％以下になっていれば，これは交感優位になっている．非ステロイド外用が必要である．30以上の場合はステロイド外用が有用である．

　次に皮膚の状態とIgE，好酸球とよく見比べていただきたい．皮膚の状態が非常に悪いにもかかわらずIgEや好酸球があまり上昇しないケースが見受けられる．これはTh1の関与する自己免疫型なのである．当然その病態に合わせ，即時型は，血管透過性を変化させる麻黄剤や清熱の石膏剤を用いる．Th2抑制には，柴胡剤や当帰剤を用いる．Th1抑制には，柴胡剤に利水剤を合方する必要がある．それにて漢方薬が変わってくる．小児の場合，ほとんどの小児はリンパ球優位の副交感型である．まず交感優位の清熱が重要で，治頭瘡一方が有用である．効果がない場合には桔梗石膏を加える．外用はステロイドで漸減させるのが有用である．

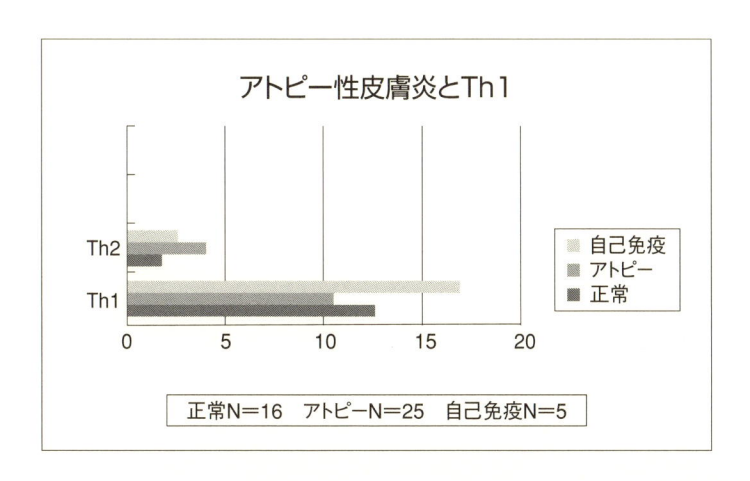

アトピー性皮膚炎とTh1

（棒グラフ：Th2, Th1 について 自己免疫・アトピー・正常の比較　横軸 0〜20）

正常N＝16　アトピーN＝25　自己免疫N＝5

❖ 疳の虫のタイプ

　しかし，中に心身症に近い疳の虫のタイプがある．この場合ほとんどの親がステロイドに恐怖心を持っており，それが子供にも影響してしまっている．この場合は甘麦大棗湯（No. 72）を用いるが，これはトリプトファンを含み大脳抑制系に作用してくれる．親と子供に同時に飲ませるのがコツである．あるいは小建中湯合桔梗石膏（No. 99＋コタロー）を用いる．どちらも甘くてのみやすい．外用は非ステロイドを用いる．ただ時々皮膚の細菌培養をしておく必要があり，MRSA が出やすいのもこの時期である．この場合は皮膚のバリアを強くするため，弱～中のステロイドを薦めるが，それも拒否される場合は，温泉療法などを薦めている．温泉療法は，熱刺激によるヒートショックプロテインが誘導され，皮膚表面の TLR 免疫を強くしてくれるのである．さらに酸性泉では直接的に皮膚表面の殺菌作用があり，アルカリ泉では皮膚表面のセラミドを増加させてくれる．

　小児期では胃腸の冷えが問題になることが多く，白虎加人参湯（No. 34）が有用である．かき壊しの黄色ブドウ球菌によるスーパー抗原をもつケースも多く，皮膚表面の殺菌に気を付けながら十味敗毒湯を用いる．やはり弱ステロイド外用が有用であるが，親の甘やかしによる心身症のケースも多くなってくる．その場合は柴胡清肝湯（No. 80）が効果がある．かなり苦い漢方であるが，なぜかよく飲んでくれる．この場合はステロイドが使えないため非ステロイドの外用が必要である．甘いペットボトル飲料を制限したり，積極的に運動クラブに参加させたり，心身的な治療も必要である．

アトピー性皮膚炎の漢方治療

◆小児は純陽体:清熱をしっかり
　　治頭瘡一方(59)
　　清薀敗毒飲
◆小児の心身症:甘麦大棗湯(72)
　　小建中湯(99)
　　合桔梗石膏
◆学童の胃腸の冷え:白虎加人参湯(34)
　　心身症:柴胡清肝湯(80)
◆皮膚の性状にあわせて:当帰飲子(86・カサカサ)
　　消風散(22・ジクジク)
　　十味敗毒湯(6・膿痂疹)

成人期になってくるとかなり厄介である．ほとんどのケースがもはやTh1型かTh2型になっている．この場合には，まず皮膚表面の熱の状態を知りたい．免疫は強く顔面に紅斑があるケースでは梔子柏皮湯（コタロー），皮膚表面が薄くなって免疫が弱くなっているような状態では三物黄芩湯（No. 121）を用いるが，どちらも女性に多い．乾燥性の皮膚には当帰飲子（No. 86），擦過にて浸出液が出るような皮膚には消風散を用いる．消風散は石膏が薬味にあり，清熱効果が高い．貨幣状湿疹や脂漏性湿疹にも用いる．さらにTh2優位の場合は，男性には柴胡剤，女性には当帰剤を，Th1優位の場合は柴胡剤に利水剤を加える．ただ漢方が多くなると効果が薄れるため，なるべく少ない薬味にしたい．その場合は江部の経方理論が役に立つ[24]．つまり表皮と真皮で水・リンパの流れるベクトルが違うという理論である．

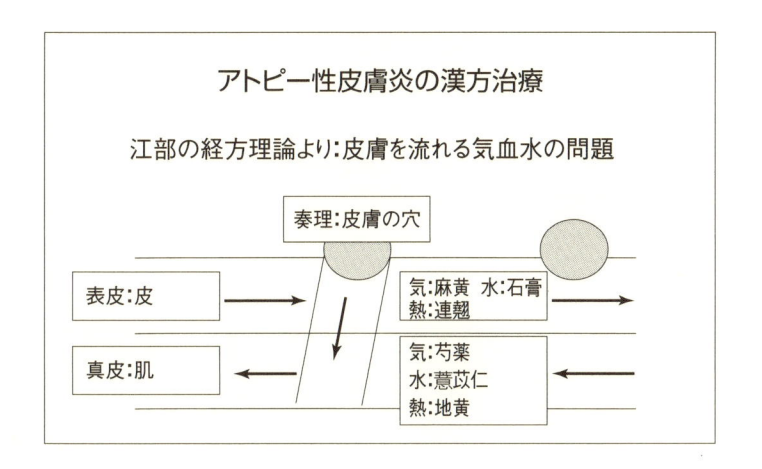

アトピー性皮膚炎の漢方治療

江部の経方理論より：皮膚を流れる気血水の問題

腠理：皮膚の穴

表皮：皮　→　気：麻黄　水：石膏　→
　　　　　　　熱：連翹

真皮：肌　←　気：芍薬
　　　　　　　水：薏苡仁　←
　　　　　　　熱：地黄

アトピー性皮膚炎

◆成人は虚熱：三物黄芩湯(121)
　　　　実熱　：梔子柏皮湯（コタロー）
◆色素沈着には桂枝茯苓丸(25)
◆ステロイドには四苓湯（オースギ）
◆Th2優位のアトピーには
　　女性は生理を順調に：当帰四逆湯
　　男性はストレスを：柴胡剤
◆Th1優位は難しい　柴苓湯　ステロイド

表皮のベクトルを動かすのは麻黄で，リンパを流すのは石膏，清熱を連翹，さらに真皮のベクトルを動かすのは芍薬，リンパを流すのは薏苡仁，清熱は地黄などである．つまりTh2優位の女性型アトピーでは，基本に当帰剤をおいて，さらに皮膚表面に熱があれば麻黄・石膏，皮膚表面に苔癬があれば玄参・母貝，水毒があれば杏仁・茯苓，真皮に熱があれば地黄・芍薬，真皮に象皮があれば知母・黄柏，真皮に水毒があれば薏苡仁，冷えがあれば附子，乾燥があれば防風，浸出液があれば沢瀉・車前子，胃腸虚弱があれば人参，色素沈着があれば牡丹皮などを組み合わせて用いる．これらもすべて保険診療にてカバーされているのである．男性も同様で，柴胡剤を基本におきながら表皮と真皮の熱や水毒で方剤を組み合わせる．Th1優位の場合は，柴苓湯や柴胡清肝湯を基本にしたい．ただ，Th1抑制のため抗真菌剤や抗リウマチ剤を用いるケースもある．最も簡単にTh1を抑制するのはプレドニンなどのステロイドの内服である．しかしこの場合は，免疫すべてを抑制するので用い方に注意が必要である．

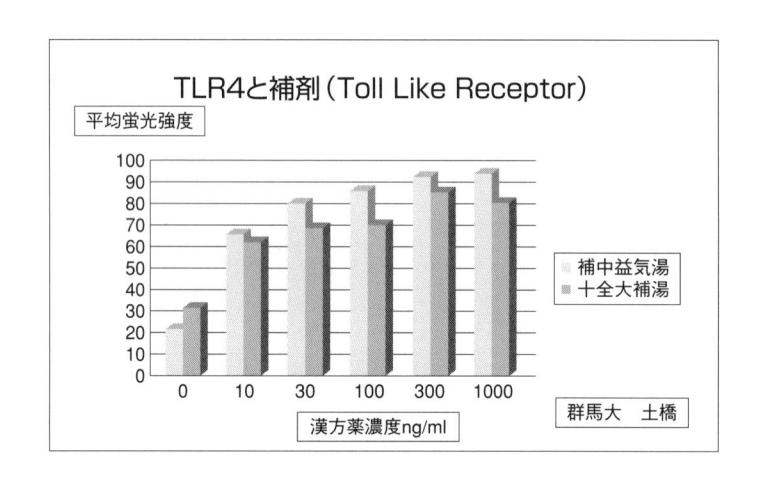

TLR4と補剤 (Toll Like Receptor)

平均蛍光強度／漢方薬濃度ng/ml

補中益気湯
十全大補湯

群馬大　土橋

TLR4と補剤2

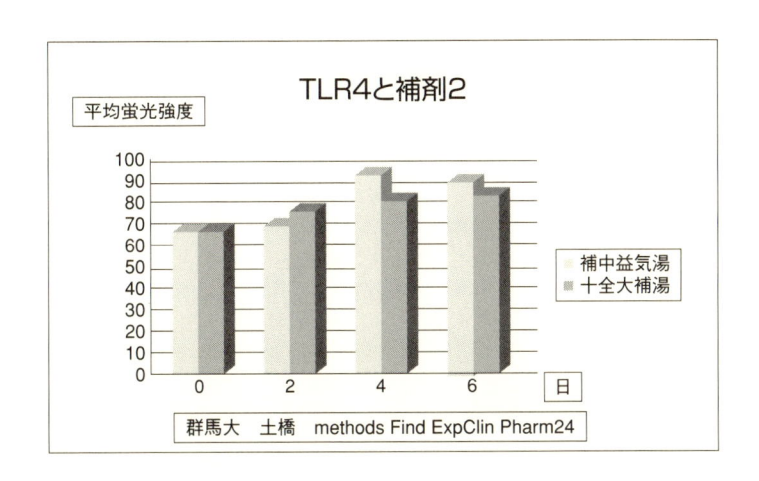

(グラフ: 平均蛍光強度、0・2・4・6日、補中益気湯／十全大補湯)

群馬大　土橋　methods Find ExpClin Pharm24

❖ **アトピー性皮膚炎治療のまとめ**

　まとめるとアトピー性皮膚炎の治療では，まずリンパ球をチェックし，30以上の場合はステロイド外用にて，30以下の場合は非ステロイド外用にて，Th2優位のケースでは柴胡剤・当帰剤・黄連剤を中心にTh2阻害剤を，Th1優位のケースでは柴胡剤に利水剤を加えた方剤を中心に免疫修飾剤を用いる．黄色ブドウ球菌では皮膚のバリア機能のアップが必要であるので，ステロイドや温泉療法，漢方では補剤（十全大補湯）を用いる．

アトピーの治療の原則

◆リンパ球　30以上（副交感優位）ステロイド
　　　　　　30以下（交感優位）非ステロイド
◆Th1優位　柴胡剤＋利水剤（柴苓湯）
　　　　　　＋黄連剤（清肝湯）
　　　　　　免疫修飾剤
◆Th2優位　柴胡剤・当帰剤・黄連剤
　　　　　　Th2阻害剤
◆黄ブ菌スーパー抗原は皮膚バリアのupを

アトピー性皮膚炎漢方の組み方

		成人女性	成人男性
基本		当帰・細辛・白朮 車前子	（柴胡剤） 柴胡・黄芩
急性病変	表皮	麻黄・石膏	麻黄・石膏
	真皮	地黄・芍薬	地黄・瓜呂
慢性病変	表皮	玄参・貝母	玄参
	真皮	知母	烏梅
水滞	表皮	杏仁・茯苓	茯苓・半夏
	真皮	黄柏・薏苡仁	黄柏・薏苡仁
冷え		附子	人参
かさかさ		防風	麦門冬
ジクジク		沢瀉	滑石
胃腸虚弱		人参	赤芍・阿膠
色素沈着		牡丹皮	
苔癬		牡蛎・貝母	牡蛎
ストレス			竜骨
かゆみ			蝉退

❖ 皮膚科疾患の方剤

　次に皮膚科疾患の古典である．治頭瘡一方は経験方で，勿語方函口訣には「此方ハ頭瘡ノミナラズ，凡ベテ上部頭面ノ発瘡ニ用ユ．清上防風湯ハ清熱ヲ主トシ，此方ハ解毒ヲ主トスルナリ」とある．いわゆる小児の湿疹で，分泌物，掻痒，痂皮を主とするものである．成人では腋の下と陰部の湿疹に適応する．当帰飲子は済生方に「心血凝滞し，内に風熱を蘊み，皮膚に発現し，遍身に瘡疥あり，或いは腫れ，或いは痒く，或いは膿水浸遥し，或いは赤疹痘瘤を発するを治する」とある．虚弱な人で皮膚が枯燥し分泌物が少なく，掻痒が主である場合を証とする．十味敗毒湯は華岡清州の創生で「瘍疽及び瘡腫起こりて，増寒壮熱，忻痛の者を治する」とある．ポイントは胸脇苦満のあるいわば小柴胡湯の適応する体質で，発赤腫脹する丘疹や膿痂疹に用いられる．

❖ **気管支喘息**

次に気管支喘息では,発作期には急性期の漢方薬を用いる.冷えが悪化要因になっているケースでは小青竜湯加附子,熱が悪化要因になっているケースでは麻杏甘石湯,湿が悪化要因になっているケースでは小青竜湯加五苓散などを用いるが,ピークフローが50％以下になっているようなケースでは漢方にこだわるべきでない.やはり気管支拡張剤の吸入や点滴が必要である.漢方が最も得意とするのは慢性期であり,何度も述べたがTh2優位のサイトカインを抑制して発作を予防してくれるのである.Th2の抑制は柴胡剤・当帰剤・黄連剤であった.ストレスが発作の要因となっているケースでは柴朴湯(No.96)を,風邪が誘因となっているケースでは柴陥湯(No.73)を,胃腸虚弱が発作要因となっているケースでは補中益気湯(No.41)を,生まれてからアレルギーが治らずアトピーや喘息を繰り返しているケースでは八味地黄丸を,小児には神秘湯などを用いる.あくまでもTh2の抑制として漢方薬を用いていただきたい.

気管支喘息

◆発作期
　冷えによる　　小青竜湯加附子(19＋修ブシ末)
　熱による　　　麻杏甘石湯(55)
　湿による　　　小青竜湯加五苓散(15＋17)

◆寛解期
　ストレス誘因　　柴朴湯(96)
　風邪誘因　　　　柴陥湯(73)
　胃腸虚弱　　　　六君子湯(43)・補中益気湯(41)
　生来のアレルギー　八味地黄丸(7)
　小児　　　　　　神秘湯(85)

【参考文献】

24) 江部洋一郎著『経方医学』東洋学術出版社　1998年

memo…

16 消化器疾患と漢方薬

さて各論に入っていこう．まず消化器疾患について述べてみたい．消化器疾患では漢方の良い適応は Functional Dyspepsia（FD），いわゆる機能性胃腸症である．かつては NUD といわれていたが，最近ではこの言葉に統一されてきた．器質的異常がなく，過去 12 月にわたり 12 週以上にかけて上腹部不快感を認めるものをいう．疼痛を主訴とする潰瘍型，胃もたれを主訴とする運動不全型，胸やけを主訴とする胃食道逆流型に分類される．いろいろな症状が混合した特定不能型もある．

❖ 胃食道逆流型

まず胃食道逆流型では，上部消化の利水剤が中心であり，基本方剤は茯苓飲（No. 69）である．みぞおちのつかえ（心下痞硬【しんか（げ）ひこう】）を訴え，舌に黄色い苔がつくケースでは半夏瀉心湯（No. 14）を，胃痛を訴えるケースでは安中散（No. 5）を，抑うつが強いケースでは茯苓飲合半夏厚朴湯（No. 116）を，胃もたれが強いケースには六君子湯（No. 43）を用いる．

❖ 運動不全型

胃もたれを主訴とする運動不全型には六君子湯が基本方剤となるが，胸焼けが強いケースには茯苓飲を，みぞおちのつかえを訴えるケースには半夏瀉心湯を，抑うつが強いケースには半夏厚朴湯を，胃痛を訴えるケースには安中散を，冷えがある場合には人参湯（No. 32）を，疲労が強いケースには補中益気湯を用いる．痛みを主訴とする潰瘍症状型には柴胡桂枝湯（No. 10）が基本方剤になり，腹直筋の緊張が強いケースには四逆散（No. 35）を，胃痛があり舌に黄色い苔をつけるケースでは大柴胡湯（No. 8）を，みぞおちの張り感を訴える（心下痞）ケースでは黄連湯（No. 120）を用いる．また黄連湯は舌の奥のほうに黄色苔がつくのが特徴である．

❖ 脾虚グループと乾姜グループ

　消化管の内分泌機能が低下しているケース（脾虚G）では，上部消化管と下部消化管にわたるが，基本方剤は四君子湯（No. 75）であった．水毒があり二陳湯（No. 81）を加えたものが六君子湯，内臓平滑筋の収縮能が衰え，下垂症状をきたしているものには補中益気湯を用いる．これらは脾虚グループと呼ばれる．腹部の冷えが目立つケースでは人参湯が基本方剤で，桂枝人参湯（No. 82）は自律神経失調を伴うケースに，偏頭痛や嘔気を伴うときには呉茱萸湯（No. 31）を用いる．これらは乾姜グループといわれる．その中でも特に上部消化管の機能低下をきたしている場合は，胃に対する方剤を用いる．食べ過ぎには平胃散（No. 79）を，むかむかや下痢を伴うときには胃苓湯（No. 115）を，熱いものを食べ過ぎて胃がもたれる時には白虎加人参湯（No. 34）を，冷たいものを食べ過ぎたときには安中散を，酒や甘いものを食べ過ぎたときには茵蔯蒿湯（便秘），茵蔯五苓散（下痢）を用いる．もともと胃腸虚弱がベースにあって食べ過ぎたときには小建中湯（No. 99）や大建中湯（No. 100）を，胃液の分泌不足で，すぐお腹が減るがあまり食べられないような症状には麦門冬湯を用いる．また過敏性腸症候群では桂枝加芍薬湯（下痢・No. 60），桂枝加芍薬大黄湯（便秘・No. 134）が基本であるが，ストレスが強い場合には香蘇散（No. 70）を用いることもある．

❖ 慢性胃炎

　次に慢性胃炎の漢方治療では，実は先程のFDの漢方治療と同じなのだが，この場合では腹診が重要なヒントを与えてくれる．まず腹力をみていただきたい．腹力が実の場合は，生体側の自律神経は強い状態であり，次に胸脇苦満と心下痞鞕の状態でストレスか胃腸疾患か判断できる．胸脇苦満が強い場合は大柴胡湯を，十二指腸の上部に圧痛を感じる場合は（心下支結）柴胡桂枝湯を，右の腹直筋の緊張が強い場合は四逆散を，左の腹直筋の緊張が強い場合は抑肝散を，心下痞には半夏瀉心湯を，心下痞硬がある場合は六君子湯を用いる．腹力が虚で弱く肋骨角も狭い場合は，小さい胸脇苦満があれば柴胡桂枝乾姜湯を，心下痞があれば人参湯を，胃部にてぽちゃぽちゃという振水音がある場合は茯苓飲を，心下につまり感を訴える場合は半夏厚朴湯，腹部の冷えがある場合は乾姜Gを，腹直筋の緊張が強い場合は小建中湯を用いる．

　さて上村らによれば，Helicobacter Pyloriの感染は10年経過にて明らか

に胃癌の発生を引き起こしているという[25]．しかしピロリ菌は常在菌でもあり，これだけでは癌の発生は説明できないという．そこで，胃粘膜のアポトーシスをいろいろな条件下にて確認してみると，ピロリ菌の感染に炎症性サイトカイン（IFNγ・TNFα）が加わったときにアポトーシスが最も多かった．つまりピロリにストレスが加わると胃癌の発生が増えてくるのである．確かに当院でも胃癌の患者はピロリ菌のいる人の方がP53抗体が有意に高いことが示された．つまりピロリ感染とアンモニア・炎症性サイトカインの3者が細胞の癌化に関係しているようである．そうすれば活性酸素を減少させればP53抗体は減少するため，抗活性酸素漢方である黄連・黄芩・黄柏・大黄は胃癌の発生を減少させるのであろうか？　これは今後検討してみたい．ついでにアンモニアを抑制する漢方は生姜・陳皮・良姜・人参などで，安中散や六君子湯などである．最近の知見で，ピロリを除菌しても取りきれなかった場合にPPIと呉茱萸湯（No. 31）が有用であったとの報告がある．これは呉茱萸がEM-キノロンという抗原虫作用をもっているためと思われる．

❖ しゃっくり

しゃっくりに対する漢方薬は，冷えには呉茱萸湯（No. 31），熱には半夏瀉心湯（No. 14）を用いる．どちらも幽門筋の痙攣を取ってくれる．効果が無いときには柿蔕が有用である．なぜかこれも保険方剤である．下痢には，毎食後下痢をするケースには啓脾湯（No. 128）を，早朝に下痢をするケースには真武湯を，未消化の下痢には半夏瀉心湯を，食べ過ぎの下痢には平胃散を，二日酔いの下痢には五苓散を，ストレス性の下痢には桂枝加芍薬湯を，過敏性腸症候群の下痢には香蘇散や帰脾湯（No. 65）を用いる．便秘には，血液循環不全の女性便秘，つまり腸が長いタイプには大黄甘草湯（No. 84）・大黄牡丹皮湯（No. 33）を，神経症状が強い場合は桃核承気湯（No. 61）を，ストレスが強くコロコロの便秘には桂枝加芍薬大黄湯を，老人の便秘には麻子仁丸（No. 126）か潤腸湯（No. 51）を，ふんばる力がない老人には黄耆建中湯（No. 98）を合方する．子供の便秘には小建中湯（No. 99）を用いる．

潰瘍性大腸炎が社会問題となっているが，実証には黄連解毒湯（No. 15）が有用である．副交感神経を刺激し活性酸素を減少させ，またタンニンが止血効果をもつ．虚証では人参養栄湯（No. 108）や清暑益気湯（No. 136）を用いる．栄養不足を改善させ，下痢止めの効果がある．最近ではIL-6の選択的阻害剤が

開発されている．またクローン病にも TNF αの選択的阻害剤が開発され，リウマチなどにも応用できるのではないかと期待されている．

機能性胃腸炎

◆胸焼け
　　　　　　　　→心下振水音（舌白苔）→茯苓飲
　うつ・咽頭不快感 →茯苓飲合半夏厚朴湯
　食後腹部膨満感 →六君子湯
　　　　　　　　→心下圧痛（舌黄苔）→半夏厚朴湯

◆胃痛・腹痛
　　　　　　→胸脇苦満（＋）　　→柴胡桂枝湯
　　　　　　　　　　（−）　　→安中散
　　　　　　→腹直筋緊張（＋）　→体力強い→四逆散
　　　　　　　　　　（−）　　→体力弱い→小建中湯

◆腹部膨満感
　　　　　→舌黄苔→胸脇苦満（＋）→大柴胡湯
　　　　　→舌乾燥→麦門冬湯
　　　　　→腹部の冷え→人参湯
　　　　　→食べ過ぎ→平胃散→嘔気→胃苓湯
　　　　　→飲み過ぎ→茵蔯蒿湯（便秘）・茵蔯五苓散（下痢）
　　　　　→腹部ガス→大建中湯

◆アトニー型機能性胃腸性
　　　　　→腹部の冷え（＋）→口内炎→人参湯
　　　　　　　　　　　　→自律神経失調→桂皮人参湯
　　　　　　　　　　　　→習慣性偏頭痛→呉茱萸湯
　　　　　→腹部の冷え（−）→舌白苔（−）→四君子湯
　　　　　　　　　　　　　　　（＋）→六君子湯

◆過敏性腸症候群
　　　　→腹直筋緊張　（＋）→下痢→桂枝加芍薬湯
　　　　　　　　　　　　→便秘→桂枝加芍薬大黄湯
　　　　　　　　（−）→香蘇散

【参考文献】

25) Uemura. T. et al N. Englnd. J. Med 345(11) 784-789 2005

17 疼痛疾患と漢方薬

　疼痛に対する漢方薬は，現代薬が使用できない場合やCOX1阻害剤では副作用が問題になる場合，心身医学的要素があり不定愁訴といわれる群に用いられる．漢方で鎮痛効果が認められるものは麻黄剤，附子剤が代表であるが，これはいずれも交感神経優位にすることで鎮痛効果が出ている．また芍薬甘草湯や四物湯はCOX2を阻害することで鎮痛効果がある．

　麻黄剤のグループでは，葛根湯（No. 1）が首のこりや三叉神経痛に用いられる．越婢加朮湯は石膏も含むため，熱感のあるリウマチや関節痛に用いる．薏苡仁湯（No. 52）は薏苡仁が水毒をとるため，熱をもつような筋肉痛をともなう関節痛や筋肉疲労に用いる．五積散（No. 63）は冷えとのぼせが重要で，やや太り気味の女性の腰痛や関節痛に用いる．麻黄湯（No. 27）は交感優位の代表方剤で，ウイルス感染に誘発される疼痛に用いられる．附子剤は冷えに伴う疼痛を改善するが，桂枝加朮附湯（No. 18）は虚証に，葛根加朮附湯（サンワ）は実証に，ともに三叉神経痛や頸椎症にともなう上腕神経痛に用いる．また乳癌術後の浮腫に五苓散を合方して用いることもある．八味地黄丸は老人の腰痛に，真武湯は下痢をしやすいリウマチや腹痛に，大防風湯（No. 97）は筋肉のやせがめだつリウマチに用いる．当然虚証の症例である．

　そのほか五十肩に二朮湯（No. 88）．これは鎮痛剤の作用と水毒を取る作用が含まれるため，実証の上半身の痺れ痛みに用いる．頸椎神経根症にも有用である．筋緊張性頭痛や習慣性偏頭痛には呉茱萸湯（No. 31）を用いるが，更年期障害など心身的要因が重なっている場合は，川芎茶調散（No. 124）を用いる．これは茶葉がカフェインを含むからである．また，早朝に後頸部痛を訴える場合は，釣藤散（No. 47）を用いる．高血圧に伴う頭痛である場合が多い．脳血管障害の頭痛には，舌が黄色であれば黄連解毒湯（No. 15）が有効である．急性の筋肉痛や頸椎捻挫などには芍薬甘草湯か芍薬甘草附子湯を用いる．整形外科術後で鎮痛剤が使えない場合にもぜひお試しいただきたい．婦人科手術後や開腹術

後には当帰四逆加呉茱萸生姜湯（No. 38）を用いる．膝痛には防已黄耆湯（No. 20）であるが，これも冷えや熱を考慮して用いる．関節水腫だけの場合には防已黄耆湯であるが，局所に熱を持つ場合は桔梗石膏か越婢加朮湯（No. 28）を合方する．関節が冷えている場合は，附子か桂枝加朮附湯（No. 18）を合方する．また細辛が処方されている方剤も局所麻酔剤として皮膚表面の鎮痛に有用である．麻黄附子細辛湯は帯状疱疹の疼痛に，立効散は歯槽膿漏や歯痛に用いる．外用剤としてとうがらしのカプサイシンを含有した軟膏ができている．これも有用であるのでお試しいただきたい．

NSAIDsの種類

◆COX1阻害
　鎮痛効果は高いが交感神経緊張にて血流阻害
　血小板でTXA2の産生を阻害するため血小板凝集抑制
　胃粘膜ではPGE2阻害血流悪化
◆COX2阻害
　血流促進・生態防御に働くが鎮痛効果が弱い
　副作用の少ない抗炎症作用

NSAIDsとCOX

NSAIDs	COX1	COX2
エドドラク（ハンベン）	0.68	122
ジクロフェナク（ポルタレン）	0.001	0.037
ロキソプロフェン（ロキソニン）	0.12	0.38
インドメタシン（インフリー）	3.5	3.0
アスピリン	2.6	3.2
オキシカム（フルカム）	3.6	2.2
COX2阻害	セレキシコプ*	メフェナム酸

*日本未発売

シクロオキシゲナーゼ

◆COX1
血小板・血管内皮細
胃粘膜・腎に内在
刺激物質なし
グルココルチコイド作用せず
NSAIDs阻害
生理的機能・生体防御

◆COX2
Mφ・繊維芽細胞・滑膜細胞
前立腺・卵胞に内在
サイトカインで刺激
グルココルチコイド抑制
NSAIDs阻害
抗炎症・細胞増殖・排卵

memo…

18　心身医学と漢方薬

心身症とは

心身症とは身体疾患の中で、
その発症や経過に心理社会的因子が密接に関与し、
器質的ないし機能的障害が認められる病態をいう。

ただし、神経症やうつ病など
他の精神障害に伴う身体症状は除外する。

　心身医学では漢方薬の出番が多々ある．心療内科でも漢方の講座ができているくらいである．心身症を疑う場合は，睡眠薬の効かない不眠，抗炎症剤の効かない微熱，鎮痛剤の効かない痛み，消化器薬が効かない消化器症状，いつも風邪気味で治らない人，休養が有効でない慢性疲労などがあげられる．言うまでもないが，ここであつかうのは心身症と軽度の神経症である．ところで，心身症と神経症の大きな違いは，情動の認知の程度である．心身症では情動の認知が乏しく，これを失感情症という．神経症では情動の認知は豊かで訴えが多いのが特徴である．DMS-IVによる心身症の大分類では，自律神経失調症・不安障害・気分障害に分類される．

❖ 自律神経失調症

　まず自律神経失調症とは，慢性疼痛や線維筋痛症，更年期障害などが含まれる．中には高血圧や気管支喘息，円形脱毛などもここに含まれる場合がある．この群は自分が心身症と自覚しない特徴があり，なになにの理由でこのような症状をきたしていると説明してくれる医師がいるところまで病院を転々とするのが特徴である．これをドクターショッピングという．不安障害は不安神経症と同

義であり，種々の不安を訴える．パニック障害や心臓神経症，PTSDなどはここに分類される．気分障害は，かつてうつ状態といっていた．慢性疲労症候群や仮面うつ病が含まれる．この場合には安易な激励は禁止であることを，回りの人に伝えておかなければいけない．仮面うつ病で最も多いのは頭痛の訴えであるが，意欲・食欲・性欲・集団帰属欲などが減退している状態である．ただし月曜日から金曜日までだるくてうつ状態であるのに，土曜日曜は元気一杯遊んでいるのはうつではないので，要注意である．

　まず，自律神経失調症に用いる漢方薬は桂枝−甘草のペアである．これは桂枝湯の際にもお話ししたが，桂枝と甘草にて交感神経と副交感神経の調整をしてくれるのである．たとえば人参湯（No. 32）は胃腸疾患の薬であったが，これに桂枝一味加えただけで頭痛・動悸という適応症が加わる．これこそが自律神経疾患の調整機能である．同じく小柴胡湯には風邪や慢性肝炎など炎症性疾患の適応症しかないが，これに桂枝を加えると柴胡桂枝湯となり，十二指腸潰瘍や慢性膵炎などストレスに伴う諸症状，精神不安や不眠という精神症状を伴う場合となってくるのである．もう一つは柴胡−芍薬のペアであり，これも交感神経と副交感神経の調整機能が強く抗不安作用も合わせもつのである．先程と同じく小柴胡湯に芍薬が加わると四逆散（No. 35）となり，これは神経質やヒステリーという適応症が加わる．大柴胡湯（No. 8）にはノイローゼ・不眠という適応症が加わる．加味逍遙散（No. 24）にも精神不安など，精神神経症状という適応症が加わるのである．この適応症が正しいかどうかは別にして，桂枝−甘草のペアと柴胡−芍薬のペアは自律神経失調症の治療薬であることには違いない．

❖ 桂枝人参湯

　自律神経の漢方としては桂枝人参湯がある．類聚方広義には「治人参湯証，而上衝急迫劇者」とあり，下痢，心下痞，おなかが冷えている，腹部振水音に加え頭痛，動悸が目標になる．加味逍遥散は和剤局方に「血虚，労倦し，五心煩熱し，肢体疼痛し，頭目昏重，心忪頬赤く，口燥咽乾し，発熱盗汗し，食を減じ臥を好む，及び血熱相いうち，月水調わず，臍腹脹痛し，寒熱瘧の如くなるを治す．また室女の血弱く陰虚にして栄衛和せず，痰嗽潮熱し，肌体羸痩し，漸くして骨蒸と成るを治す」とある．いわゆるホットフラッシュというほてりを目標に，種々の不定愁訴の多い更年期障害のファーストチョイスの方剤であ

る．やや下痢傾向になることがあるので要注意である．香蘇散は和剤局方に「四肢の瘟疫傷寒を治す」とある．勿語方函口訣には「此方ハ気剤ノ中ニテモ揮発ノ効アリ．故ニ男女共気滞ニテ胸中心下痞塞シ黙々トシテ飲食ヲ欲セズ，動作ニ懶ク，胸下苦満スル故，大小柴胡ナド用ユレドモ，反テ劇スル者，或イハ鳩尾ニキビシク痛ミ，昼夜悶乱シテ建中，瀉心ノ類ヲ用ユレドモ寸効ナキ者ニ与テ意外ト効ヲ奏ス」とある．元来は虚弱者の感冒薬や抗アレルギー剤（魚のアレルギーに最も良い）であったのであるが，麻黄や桂枝が胃に触るような人の抑鬱に効果がある．蘇葉に抗うつ効果があることが知られている．

　酸棗仁湯は金匱要略に「虚労，虚煩，眠るるを得ざるは，酸棗仁湯主之」とあり，また，勿語方函口訣には「此ノ方ハ心気ヲ和順シテ，安眠セシムルノ策ナリ．同ジ眠リヲ得ザルニ三策アリ．若シ心下肝胆ノ部分ニ当リテ停飲アリ，之ガタメニ動悸シテ眠ヲ得ザルハ温胆湯ノ証ナリ．若シ，胃中虚シ，客気膈ヲ動カシテ眠ルヲ得ザル者ハ甘草瀉心湯ノ証ナリ．若シ血気虚燥心火亢ブリテ眠ヲ得ザル者ハ此ノ方ノ主ナリ」とあり，乾燥傾向のある虚証の人で，精神的要因で不眠を訴えるものに効果がある．

心身症

◆自律神経失調症
　　→腹部冷え・胃腸虚弱→桂枝人参湯
　　→胸脇苦満・腹痛→柴胡桂枝湯
　　→腹部動悸・不安発作→桂枝湯G
　　→腹痛・ストレス→四逆散
　　→更年期・顔のほてり→加味逍遙散
　　→チック・顔面痙攣→抑肝散

❖ 抗不安剤

　次に抗不安剤の漢方薬であるが，不安神経症は高カテコールアミンが原則であり，治療は大脳興奮系の抑制効果のある大黄・柴胡・黄連・厚朴が中心となる．大黄は錐体外路症状の出ないRG-タンニンが分泌されており，かつては大黄単味で将軍湯という名前で統合失調症に用いていた．現在ではCPを用いると便秘や錐体外路症状が起こるため，副作用の防止に大黄剤を用いている．大承気

湯(No. 133),三黄瀉心湯(No. 113)などである.柴胡は芍薬とペアで抗不安と自律神経失調の改善効果があり,加味逍遙散(No. 24)が代表である.これは女性の抗ストレス剤のファーストチョイスと言われる.黄連は黄連解毒湯(No. 15)に代表され,大脳興奮系の抑制に効果があり,脳血管疾患に伴う精神症状や老人性痴呆などにも応用されている.次に竜骨・牡蛎はカルシウムであり,抗不安作用と抗うつ作用をもつ.桂枝加竜骨牡蛎湯(No. 26)や柴胡加竜骨牡蛎湯(No. 12)は不安が強い人の漢方であり,不眠・いらだち・神経過敏などと表現されている.また柴胡桂枝乾姜湯(No. 11)は牡蛎の方剤であり,神経過敏の不眠症などと表現される.

心身症

◆不安障害
　　　→CP内服中・便秘→大承気湯
　　　→アカシジア→三黄瀉心湯
　　　→イライラ・舌黄苔→黄連解毒湯
　　　→不安・うつ→胸脇苦満→柴胡加竜骨牡蛎湯
　　　→不安・うつ→腹直筋緊張→桂枝加竜骨牡蛎湯

　ここで重要なことは,抗不安剤には血液濃度のあがり方が大変良いものがいくつかあり,これが切れ味が良いという薬剤であるが,軽い安定剤であっても切れ味が良いものは,依存性ではないがくせになりやすいのである.このような切れ味の良い薬剤を中止していくときに,漢方薬を併用すると切りやすくなるのである.睡眠剤にも同様のことが言える.漢方薬は単独では切れ味が悪いが,睡眠導入剤を切っていくときに役に立つ.漢方の睡眠導入剤はセロトニンの前駆物質であるトリプトファンを多く含む漢方薬である.例えば酸棗仁湯(No. 103).これは乾燥傾向がある人によい.加味帰脾湯(No. 137)は胃腸が弱く貧血気味で,日中食事をすると眠いが夜になると眠れない人によい.竹筎温胆湯(No. 91)は半夏を含みうつ傾向のある人で,舌に黄色い苔がつく場合に用いる.甘麦大棗湯(No. 72)は神経質で眠れない,寝てもうなされるようなタイプに有用である.

```
┌─────────────────────────────────┐
│            心身症                │
│                                 │
│   ◆不眠→乾燥→酸棗仁湯            │
│       →胃腸虚弱→加味帰脾湯        │
│       →寝ぼけ→甘麦大棗湯          │
└─────────────────────────────────┘
```

❖ **うつ**

うつに対する漢方薬は，先程述べたようにセロトニンの前駆物質であるトリプトファンを多く含む漢方薬が有用であるが，即効性はない．そのため抗うつ剤，特にSSRIやSNRIを併用することが多いのである．トリプトファンを多く含む漢方薬は半夏・大棗・香附子などである．たとえば抑肝散は柴胡―釣藤鈎で，神経のたかぶるもの・疳の虫とあるが，そこに半夏を加えると抑肝散加陳皮半夏（No.83）となり，落ち着かずいらいらとなる．実はこれはうつ状態になっている様子である．オープンスタディにて抗うつ効果が認められている[26]．半夏厚朴湯（No.16）も抗うつの代表であり，咽頭部の不快感に有効である．半夏厚朴湯を合方した柴朴湯（No.96）や茯苓飲合半夏厚朴湯（No.116）も抗うつ効果がある．苓桂朮甘湯（No.39）はめまい発作の漢方薬であるが，これは自律神経失調に有用であり，半夏白朮天麻湯（No.37）はうつが関係する慢性のめまいに有用なのである．そのほか女神散は香附子にてめまい・ほてりを訴える実証の女性の更年期障害や産後神経症に有用で，虚証の人には香蘇散（No.70）を用いる．これらが漢方の抗うつ剤である．

特に臨床でよく遭遇する症状をこれに当てはめれば，いろいろ症状を並べ立てる患者，そのほかに言うことがころころと変わる人や，診察が終わっても再び診察室に首を突っ込む人（これは刑事コロンボに似ているのでコロンボ症候群という[27]，診察の終了時にも「あっ，それから」を連発して診察が終わらない人などは不安障害の一種と考えられる．加味逍遙散を用いる．逆に同じことにいつまでもこだわっている患者もいる．これはうつ状態の一種で，女神散（No.67）あるいは香蘇散を用いる．小さなことにこだわり，診察の際のメモをつけてきてそれを読み上げる患者がいる．これはうつと自律神経失調が重なりあっており，抑肝散（No.54）あるいは抑肝散加陳皮半夏を用いる．診察室に

入るなり椅子ごと近づいてくる患者もいる．口癖は，先生にすべてお任せします，である．これは先生はわたしのもの症候群，もしくは椅子移動症候群といい，不安障害の表現である．柴胡加竜骨牡蛎湯か桂枝加竜骨牡蛎湯を用いる．柴胡桂枝乾姜湯が奏効する場合もある．思いこみ症候群は，別名みのもんた症候群ともいい，TVやだれかの情報にふりまわされ，またそのとおりの症状を引き起こしてしまう患者である．うつ状態と考えられ，半夏厚朴湯を用いる．

```
                      心身症
    ◆うつ傾向
           →イライラ・チック→抑肝散加陳皮半夏
           →咽頭部不快感→半夏厚朴湯
           →めまい→半夏白朮天麻湯
           →更年期・めまい→女神散
           →胃腸虚弱→香蘇散
           →月経痛・便秘→通導散湯
```

それでは症患別にみてみよう．

夜尿症は精神的な要因で引き起こされることが多く，ほとんどは自然に消退する．あせらず，起こさず，怒らずが原則であるが，なにか二分脊椎のあるケースでは治癒に時間がかかる場合がある．抗うつ剤や抗利尿ホルモン剤を用いるが，漢方では胃腸虚弱に小建中湯，神経質な子供に甘麦大棗湯（No. 72），冷えを伴う子供に苓姜朮甘湯（No. 118）などを用いる．成人の尿もれや尿失禁には補中益気湯合芍薬甘草湯を用いる．摂食障害は人格障害とうつが重なり合っていることが多い．SSRIやSNRIを用いながら茯苓飲合半夏厚朴湯を用いる．うつで失感情症には香蘇散が奏効することがある．いらいらが強い場合は抑肝散加陳皮半夏を用いる．ほとんどのケースで続発性無月経があるため，温経湯（No. 106）が有用なケースもあり，またT4を持ち上げるため大建中湯にて奏効したケースもある．いずれにせよ行動療法は不可欠である．慢性疲労症候群や慢性疲労状態では約73.3％にうつがある．抗うつ剤と漢方薬を併用する．抗うつには半夏厚朴湯（No. 16）を，免疫の賦活には補中益気湯（No. 41）や十全大補湯（No. 48）を用いる．更年期障害のHot FlashはIL-6が関係する．

現在ではホルモン補充療法が主流であるが，漢方薬でも十分な効果が期待できる．HFには加味逍遙散が有効である．冷えとほてりを訴える場合は桂枝茯苓丸（No. 25）を用いる．めまいを訴えるケースには女神散（No. 67）が有効である．外陰部の疼痛には四物湯（No. 71）の加減方が有効であり，猪苓湯合四物湯（No. 112）を用いたり，十全大補湯を用いる場合もある．芍薬甘草湯（No. 68）は鎮痛効果が高いだけでなく，COX2阻害の効果で腺癌の予防にも有用である．線維筋痛症は心因性リウマチともいわれ，71％にうつを合併する．桂枝加朮附湯（No. 18）や防已黄耆湯（No. 20）などを用いるが，詳しくは疼痛疾患の漢方薬を参照されたい．舌痛症は中年の女性に多く見られるが，60％にはうつがある．うつには半夏厚朴湯を用いるが，柴胡剤や麦門冬湯を用いることもある．これは柴胡と麦門冬には微量元素の亜鉛を含むからである．チックとは眼瞼の痙攣だけでなく咳や痙性斜頸も含まれる．自律神経訓練が有用であるが，抑肝散や抑肝散加陳皮半夏を用いる．過換気症候群はパニック症候群に合併するが，高力価ベンゾチアゼピン系抗不安薬を用いる．漢方としては柴胡加竜骨牡蛎湯や女神散が有用である．月経随伴症候群では漢方薬単独でも効果が認められることが多い．漢方薬のサイクル投与をおこなう．詳しくは活血剤のグループを参照のこと．5月病とは，欠勤遅刻（Absence），作業ミス（Accident），アルコール（Alchole）の3Aがあるものをいう．抗うつ剤と自律神経訓練を試してみる．漢方は竜骨牡蛎の方剤が良い．最後に，てんかんには小柴胡湯加桂枝芍薬がフェニトインと同程度の抗痙攣作用があることがわかっている[28]．小発作には小柴胡湯加桂枝加芍薬湯（No. 9 + 60），自律神経発作には柴胡桂枝湯を用いる．大発作にはやや効果が悪い．

❖ まとめ

まとめると，自律神経失調症では，柴胡桂枝乾姜湯は不安障害にも用いるが，脱水傾向があり虚証で神経質な人が動悸や不定愁訴を訴える場合に用いる．四逆散（No. 35）は精神的動揺の強い人で腹直筋の緊張が強い人に用いる．加味逍遙散は不安障害にも用いるが，コロンボ症候群などに用いて，特に顔のほてりが強い人に用いる．抑肝散（No. 54）は疳の虫など小さいことにこだわる人で，メモ症候群の人に用いる．竜胆瀉肝湯（No. 76）は実証で泌尿器の訴えが多い人に用いる．大柴胡湯は，舌に黄色い苔がつくような人でストレスが強い人に用いる．不安障害には，柴胡加竜骨牡蛎湯は物事に敏感な人に，桂枝加竜骨牡

蛎湯は不眠や外陰部の冷えを訴える人に用いる．柴胡桂枝乾姜湯は虚証で動悸を訴える人に用いる．うつの場合は半夏厚朴湯が基本方剤であり，柴朴湯はストレスが誘引の気管支喘息に，抑肝散加陳皮半夏はうつが加わったストレスといらいらに，半夏白朮天麻湯（No. 37）はストレスが誘引となっためまいに用いる．女神散は同じことをいつまでも訴える人に，桂枝加黄耆湯は皮膚の下に虫がいるような異常知覚を訴える場合に用いる．この方剤は類乾癬にも有効である．

【参考文献】

26) 山田和男『実践漢方医学』星和書店　1997年

27) 村松睦著『対比で学ぶ漢方入門』たにぐち書店　1998年

28) 神奈川歯科大・菅谷『神経細胞と漢方薬　てんかんのメカニズム研究』ミクロスコピア　7:1992

19 呼吸器疾患と漢方薬

　ウイルス感染から混合感染にいたる過程は，傷寒論に詳しく書かれている．すなわち太陽病はウイルス感染の初期であり，その特徴は脈診での浮脈であった．このときに用いる薬が，実証の場合に麻黄湯グループ，虚証の場合が桂枝湯グループである．陽明病とは混合感染をひき起こし熱症が強くなった場合を示し，この場合は現代薬の方が有効である．薬剤アレルギーで現代薬が使えない場合は白虎加人参湯を用いる．少陽病とはウイルス感染の後期で，自律神経系が弱く，消化器症状を合併している状態である．小柴胡湯グループを用いる．太陰病とは，消化器系のウイルス感染で下痢と腹痛・冷えを主とする病態である．人参湯など乾姜グループを用いる．少陰病とはウイルス感染が進行し心臓機能を悪くした病態であり，真武湯など附子グループを用いる．厥陰病とは，生体機能の末期の状態であり，回虫が口から出てくる病態である．烏梅丸を用いるが，エキス剤にはない．

❖ 傷寒論のウイルス感染

　傷寒論のウイルス感染を簡単にまとめると，太陽病には，自律神経が強く皮膚発熱反応が強く出る実証では麻黄湯を用い，鼻水など血管透過性が変化している場合は小青竜湯を，頭痛がある場合はカフェインを含有し川芎茶調散（No.124）を用いる．自律神経反応が弱く汗がしっとりとしている虚証では桂枝湯を，咳がある場合には桂枝加厚朴杏子湯（東洋）を，ストレスが強く風邪が治らない場合には香蘇散（No.70）を，虚実がわからなければ葛根湯もしくは桂麻各半湯（No.45＋27）を用いる．この方剤は皮膚のかゆみに有用で，多発性痒疹や蕁麻疹にも有用である．胃腸型感冒においては，太陽病で嘔吐が強い場合は参蘇飲（No.66）を，太陰病で腹痛が強い場合は桂枝加芍薬湯（No.60）を，少陰病で下痢が強い場合は真武湯（No.30）を，少陽病でむかむかがあるこじれた人には柴胡桂枝湯を，ウイルス感染に自律神経失調が合併した少陽病

の場合は，舌に白い苔なら小柴胡湯を，黄色い苔なら大柴胡湯を，乾燥舌なら柴胡桂枝乾姜湯を，咽頭痛が強い場合は小柴胡湯加桔梗石膏（No.109）を用い，咳とともに強い場合は柴朴湯，咳と伴に胸が痛い場合は柴陥湯となる．もちろん陽明病には現代薬の方が有効である．

　次に慢性気管支炎やCOLDに対しては，鎮咳効果のある杏仁を用いる．これはアミグダリンの作用である．半夏・五味子はコデイン様作用，貝母は平滑筋弛緩作用，麦門冬・天門冬は抗サブスタンスPに対する作用で，咳止めとして働く．去痰剤として，化膿性黄色痰に竹筎・瓜呂仁・桔梗，湿性白色痰に前胡・陳皮，乾燥少量痰に枇杷葉・麦門冬・天門冬がある．

　整理すると，痰が黄色で咳嗽するような化膿性気管支炎や細菌感染の合併した肺気腫などには麻杏甘石湯（No.55）や五虎湯（No.95）を用い，咳にて咽頭痛を訴えるケースには小柴胡湯加桔梗石膏を，咳にて胸痛を訴えるケースには柴陥湯を，風邪のあとに痰が続くケースには竹筎温胆湯（No.91）を，タバコをよく吸う人には清肺湯（No.90）を用いる．また乾燥して痰が出づらいようなケースには麦門冬湯（No.29）を，老人では滋陰降火湯（No.93）を用いる．白い痰の場合には，胃腸の弱い人に参蘇飲を，実の人に小青竜湯を，虚の人に苓甘姜味辛夏仁湯を用いる．肺気腫はたばこから来ることが多いため清肺湯を用いることが多いが，また補中益気湯を用いると皮膚表面免疫のTLRが賦活されるため風邪を引かなくなる．間質性肺炎ではKL-6をチェックしながら舌の乾燥には麦門冬湯を，黄色い苔には柴陥湯を，白い苔には補中益気湯を用いる．非定型抗酸菌症には竹葉石膏湯を用いるが，エキス剤にないため竹筎温胆湯（No.91）に桔梗石膏（コタロー）を合方している．また誤嚥性肺炎の既往のある脳血管障害の患者において，半夏厚朴湯が咳反射・嚥下反射ともに改善することが知られている[29]．

```
┌─────────────────────────────────────────────┐
│                  COPD                       │
│  気管支喘息が基礎疾患→柴朴湯（精神的要因）      │
│                     麦門冬湯（から咳）         │
│                     竹茹温胆湯（咳にて不眠）    │
│  COPDが基礎疾患→清肺湯（タバコ）              │
│                  滋陰降火湯（夜に咳）          │
│                  滋陰至宝湯（咳喘息）          │
│                  『呼吸器疾患漢方治療のてびき』より│
│ - - - - - - - - - - - - - - - - - - - - - - │
│  清肺湯　マクロライド系抗生剤＋ムコダイン系去痰剤 │
│  滋陰降火湯　マクロライド系抗生剤＋ムコナール系去痰剤│
│  滋陰至宝湯　マクロライド系去痰剤＋リーゼ系抗不安剤│
│  麦門冬湯　マクロライド系去痰剤＋フコスデ系鎮咳剤 │
│  補中益気湯　肺免疫系の賦活（マクロライド長期投与）│
└─────────────────────────────────────────────┘
```

【参考文献】

29) Iwasaki. K. et al A traditional Chinese harbal medicine Banxia Houpo Tang improves swallowing reflex Phytomedicine 6(2) 103-106 1999

memo…

20　循環器疾患と漢方薬

　高血圧については，漢方薬はその随伴症状を軽減する目的で用いられるが，柴胡加竜骨牡蛎湯（No.12）・大柴胡湯（No.8）・釣藤散（No.47）については血圧降下作用も認められた[30]．その中で実証群の柴胡加竜骨牡蛎湯は，高血圧随伴症状も改善しながら，有意に拡張期血圧を低下させた．大柴胡湯は随伴症状は改善しないが，拡張期血圧は低下させた．虚証に対する釣藤散は拡張期・収縮期ともに有意に低下させ，また随伴症状も軽減した．実証に釣藤散を用いた例では降圧効果は認められなかった[31]．やはり証という生体側の条件を見ることが重要である．七物降下湯（No.46）は中年女性向きの血圧降下剤である．虚証であるがわりあいに胃腸の強い人に用いる．

　釣藤散は，普済本事方に「肝厥頭痛を治し，頭目を清するは釣藤散」とある．朝にひどい頭痛で神経症傾向のある中年以降の高血圧頭痛に用いるが，これは，釣藤鈎の抗レニン効果とともに石膏がポリフェノールとアルカロイドの不溶性沈殿物を作らないために，血圧降下作用が朝まで継続し，モーニングサージを抑制するために，早朝頭痛を抑制すると考えられている．七物降下湯は大塚敬節の経験方で，疲れやすく最低血圧の高いもの，尿中に蛋白を証明し腎硬化症のあるものによいとされる．大塚は虚証で最低血圧が高くなった人に四物湯に脳血管の痙攣を予防する釣藤を加え，毛細血管を拡張する黄耆を加え，地黄が胃にもたれないように黄柏を加えたとされる．

❖ レニン依存症とレニン非依存症

　ここで高血圧について考えてみると，ALL-HATの大規模臨床試験に付随して高血圧の成立は，血清レニンと循環血漿量によって規定される．これは血清レニンの濃度により，レニン依存性のものとレニン非依存性のものに分類される（随意血清値　0.65pg/ml）．レニン依存性は，老人性高血圧に多く，治療はR-Drugs，つまりARB・ACE阻害剤・β-ブロッカーを用いる．レニン非依存

性では，ストレス性の高血圧に多いが，V-Drugs つまり利尿剤・Ca 結合剤・α ブロッカーを用いる．実はこの分類は漢方にも適応し，釣藤鈎の植物性アルカロイドは R-Drugs の働きを持っている．つまり高血圧の治療において R-Drugs を用いたい場合には，まず ARB や ACE 阻害剤を用いる．目標降圧値の 50 – 80％が得られた場合には，次に早朝頭痛を目標に釣藤散を加味する．

女性には七物降下湯を用いるが，目標降圧値の 50％に達しない場合には R-Drugs を追加，もしくは V-Drugs から薬剤を追加する．この釣藤散は早朝の頭痛が目標である．これは早朝の脳内血流のモーニングサージに負うところが大きいが，この作用機序は釣藤鈎の植物性アルカロイドだけでは説明できない．実はこの方剤に含まれる石膏の働きにポイントがあり，釣藤鈎・麻黄・附子などアルカロイドと，人参・麦門冬などポリフェノールとが結合して不溶性沈殿物を形成する．これは，緑茶が 60 度で入れた場合には甘く感じ，100 度で入れると渋く感じ，一晩おくと沈殿物（いわゆる澱）を形成することと同義である．この不溶性沈殿物を石膏が抑制するために，釣藤鈎の降圧効果が夕食時に内服しても早朝まで継続することができるのである．いわゆる時間医療が古代にも存在したとは驚きである．つまり，女性でも早朝頭痛を訴える場合には，七物降下湯に桔梗石膏を加えると良い．この応用は，例えばアレルギー性鼻炎などで，早朝だけくしゃみが出るような場合には，小青竜湯や麻黄附子細辛湯に桔梗石膏を加えると良い．このような用い方の場合に麻黄附子細辛湯は体を暖め，桔梗石膏は体を冷やす正反対の薬ではないのかと，よくお叱りを受けるのであるが，実はこれは時間医療での用い方なのである．

同様に喘息発作などでも，日中に咳嗽がでる場合には麻杏甘石湯を用い，早朝に咳嗽が出る場合には五虎湯を用いるのもこの時間医療の考え方である．

ついで，V-Drugs を用いて目標降圧値の 50 – 80％しか得られない場合には，漢方では，胸脇苦満があれば柴胡加竜骨牡蛎湯を，なければ黄連解毒湯を用いる．いずれも交感神経を抑制して V-Drugs として働く．もちろん，目標降圧値の 50％に満たない場合には，別の V-Drugs を考慮されたい．

```
        循環器疾患

  高血圧→R-Drugs→早期頭痛（＋）→釣藤鈎
                  （－）→七物降下湯
         V-Drugs→胸脇苦満（＋）→柴胡加竜骨牡蛎湯
                  （－）→黄連解毒湯
```

❖ 不整脈

　不整脈に対しては，残念ながら EBM で確立された漢方薬は報告がない．しかし，心因的な要因が大きい不整脈には漢方薬の出番がある．いわゆる心臓神経症といわれるグループである．心室細動には炙甘草湯，これは疲労が強い人で，特に発熱を伴うウイルス感染後の心室細動に効果を認める．期外収縮には当帰湯が良い．特にうつ傾向のある人に良い．胸部痛を訴え器質的異常がない場合には，人参湯が有用である．冷えを目標とする．

❖ 心不全

　また心不全においては，陽性変力作用をもつ木防已湯（No.36）が臨床症状と血中 BNP 濃度の改善をみた[32]．高脂血症には大柴胡湯がコレステロール値 6 月で約 20mg/dL 低下した[33]．これはエラスターゼ剤やクリノフィブラートと同程度の減少である．同様に防風通聖散（No.62）は実証の太鼓腹の人に用いる．防已黄耆湯は，虚証の内臓肥満のケースにコレステロールを減少させた[34]．

【参考文献】

30) 小川勇『高血圧疾患疾患に対する柴胡加竜骨牡蛎湯の効果』漢方診療　12:1993

31) 古賀摂ほか『高血圧症患者の自覚症状に対するツムラ釣藤散の効果』漢方医学　15：95-99　1991

32) 矢久保修嗣ほか「木防已湯による心不全改善の検討」和漢医薬雑誌 15:414-415 1998

33) 山野繁ほか「大柴胡湯の血清脂質代謝および総頸動脈血流動態に対する効果」和漢医薬雑誌 11:38-43 1994

34) 吉田真美ほか「内臓肥満型糖尿病患者に対する防已黄耆湯の効果」日本東洋医学雑誌 49:249-256 1998

memo…

21 C型肝炎と漢方薬

　柴胡剤が肝機能の改善をきたすことはよく知られている．この場合に間質性肺炎が問題になるが，基本的には証が合っていれば問題は起こらない．舌が白い苔の場合は小柴胡湯（No.9），黄色い場合は大柴胡湯（No.8），乾燥していれば柴胡桂枝乾姜湯（No.11）となるが，肝硬変になっているようなケースでは補中益気湯（No.41）を用いる．小柴胡湯の長期間観察にて肝癌の発生率が低下したという報告もある[35]．また6月のインターフェロンを終了したあと6月のwash out期間をおいたのち小柴胡湯を投与した群で，ランダム比較試験で肝機能の有意な低下とHCV-RNAの低下を認めている[36]．しかし，抗ウイルス作用のあるのは陳皮・五味子であり，肝機能が正常化したら人参養栄湯（No.108）に変えられることをお勧めする．またインターフェロン療法の際には麻黄湯（実），麻黄附子細辛湯（虚）を投与30分前と投与30分後，1時間後に内服させると，副作用の軽減につながる．

C型肝炎

GOT/GPT高値　→柴胡剤
肝硬変　　　　→補中益気湯
ウイルス値高値　→人参養栄湯
IFN副作用抑制　→麻黄湯（実）・麻黄附子細辛湯（虚）

【参考文献】

35) 岡博子「小柴胡湯による肝発癌抑制」臨床消化器内科 13:1525-1530 1998

36) 中島修ほか「小柴胡湯によるC型慢性肝炎から肝硬変への進展抑制効果」臨床と研究 76(5):1008-1016 19993

memo…

22　小児疾患と漢方薬

　小児は自律神経の発達が未熟で，昔から疳の虫といわれる自律神経失調症が多く見られる．この疳の虫を改善するのは漢方薬が得意とするところであり，また腸管での免疫応答が関与するといわれる．そのため消化器の薬剤を自律神経疾患にも用いるのである．

　入学以前の小児には小建中湯（No.99）を用いる．この場合には腹直筋の緊張が強いのが目標となる．

　小学校低学年には小柴胡湯，高学年には柴胡桂枝湯（No.10）を用いることが多い．頭に汗をかきやすく鼻血を出しやすいことが目標である．伝染性軟属腫には黄耆建中湯（No.98）を用いる．黄耆の皮膚表面の免疫 UP を期待しているからである．ウイルス感染には升麻葛根湯（No.101）を用いる．皮疹を出やすくして病期を短くしてくれる．アセトン血性嘔吐症には五苓散（No.17）が有効である．食物アレルギーには補中益気湯（No.41）が効果がある．食物アレルギーの小児には肝機能が高いケースが多く，この方剤は肝機能の改善をみる[37]．喘息では，柴朴湯（No.96）は非アトピータイプの喘息に効果がある．いわゆる精神運動誘発性の喘息である．運動誘発性の喘息には神秘湯（No.85）が有用である．また，腺病質というウイルス感染を繰り返しているケースがある．アデノイドや慢性副鼻腔炎などがそうであるが，この場合には柴胡清肝湯（No80）を用いる．この処方は一貫堂というグループの創作処方で，現代社会によく合っている．

　顔の症状や湿疹が強いときには荊芥連翹湯（No.50），上半身の症状が強いときには柴胡清肝湯（No.80），下半身の症状が強いときには竜胆瀉肝湯（No.76），と使い分ける．慢性耳下腺炎には小柴胡湯（No.9）が有用である．耳鼻科領域であるが，浸出性中耳炎には柴苓湯（No.114）が奏効する．風邪を引いてすぐに喘鳴が出るケースでは桂枝加厚朴杏子湯（東洋），冷たい風にて発作が誘発されるときには苓桂朮甘湯（No.39），走った後の喘鳴には麻杏甘石湯（No.55）

明け方の喘鳴には五虎湯（No.95）を用いる．横なでという病態は，舌で口の周囲をぺろぺろなめまわす状態である．葛根湯（No.1）が有用である．

小児疾患

腸管内雑菌巣改善・腸管免疫賦活 →乳幼児 →小建中湯
　　　　繰り返すウイルス感染　　　　　→黄耆建中湯
　　　　　　　　　　　　　　→学童児　→柴胡桂枝湯

アセトン血性嘔吐症→五苓散

食物アレルギー　　　　　　　　　→補中益気湯
　　　　　　　→好き嫌いが激しい →啓脾湯

喘息　→精神活動誘発発作　　　→柴朴湯
　　　→運動誘発発作　　　　　→神秘湯
　　　→風邪すぐ喘鳴　　　　　→桂枝加厚朴杏子湯
　　　→走った後の喘鳴　　　　→麻杏甘石湯

腺病質（アデノイド体質）→顔の炎症・慢性炎症 →荊芥連翹湯
　　　　　　　　　　→上半身の慢性炎症　→柴胡清肝湯
　　　　　　　　　　→下半身の炎症　　　→竜胆瀉肝湯
　　　　　　　　　　→脇の下・陰部の炎症 →治頭瘡一方

小児特有の症状 夜尿症　→ストレス →小建中湯
　　　　　　　　　　　→冷え　　 →苓姜朮甘湯
　　　　　夜驚症・夜泣　　　　　→甘麦大棗湯
　　　　　横なで　　　　　　　　→葛根湯
　　　　　ウイルス性湿疹　　　　→升麻葛根湯

【参考文献】

37) 辻 芳郎ほか「小児アトピー性皮膚炎にたいする補中益気湯の臨床効果の検討」臨床と研究 70:4012-4021

23 神経内科疾患と漢方薬

　神経内科領域では釣藤散（No.47）が多用される．虚証の慢性緊張性頭痛や脳血管障害に伴う頭痛，あるいは慢性脳循環不全の随伴症状に有用である[38]．さらに脳血管性痴呆にも有用である．また活血剤の桂枝茯苓丸（No.25）は，陳旧性多発ラクナ梗塞患者の赤血球凝集能を改善する[39]．黄連解毒湯（No.15）は実証の患者の脳血管障害後遺症の脳血流を改善する効果があり[40]，虚証には真武湯（No.30）がよい．

❖ パーキンソン病

　パーキンソン病に対して虚証の症例で，震えが主となっている場合には川芎茶調散（NO.124）が有効であった．特に運動障害の改善に効果があった[41]．これはハワイの日系人のコーホート調査で，一日一杯以上のコーヒーを飲んでいる人は，パーキンソン病の発症率が低いという調査に由来するが，どうも茶葉のカテキンがL-DOPAの脳脊髄関門の通過をよくしてくれるためではないかと考えている．これを漢方薬に当てはめると，川芎茶調散では頭痛と便秘の改善が良い．これは半夏・厚朴の作用かと思われる．また，特に球麻痺症状が出て，咽頭部の不快感，誤嚥，小音症などが見られる場合には半夏厚朴湯が良い．歩行障害には疎経活血湯が良いといわれるが，これにはリハビリテーションがもっとも有用である．その際に，鍼灸治療を併用されるとリハビリテーションの効果が上がる事が経験上知られている．詳しい鍼灸治療のやり方は既版の拙著『鍼灸医療への科学的アプローチ』を参照されたい．

❖ 認知症

　認知症では，そのほとんどがレビー小体と言われていたが，実際にはコリナージックな物が多いようである．この場合には，東北大で加味温胆湯が良いとの報告があるが，エキスにないので，当帰芍薬散や釣藤散を用いる．

うつ傾向が出てきた症例には半夏白朮天麻湯（No.37），また嚥下反射の回復に半夏厚朴湯（No.16）が有用であった[42]．その他筋ジストロフィーには大防風湯（No97），脊髄小脳変性症には真武湯合人参湯，筋緊張型ジストロフィーには芍薬甘草湯（No.68）などが報告されているが，症状の進行を遅くする程度の効果である．

```
                    神経内科疾患

◆脳血管障害・頭痛  →早期頭痛    →釣藤鈎
                   →凝集能亢進  →桂枝茯苓丸
◆パーキンソン病    →ふるえ      →川芎茶調散
                   →喉の不快    →半夏厚朴湯
                   →うつ        →当帰湯
                   →歩行障害    →疎経活血湯
◆進行性筋ジストロフィー          →大防風湯
◆脊髄小脳変性症                  →茯苓四逆湯（真武湯＋人参湯）
◆筋緊張型筋ジストロフィー        →芍薬甘草湯
```

【参考文献】

38) 木村格ほか「脳卒中に伴う慢性頭痛の漢方療法」痛みと漢方 3:36-40 1993

39) Itoh.T.et al Effects of Keisi-Bukuryougan and Trapidil on the Microcircuration in patients with carebro-spinal Vascular disease 和漢雑誌

40) 牛久保行雄ほか「脳血管障害に対する黄連解毒湯の効果と脳血流の定量的評価」新薬と臨床 47:60-67 1998

41) 静間奈美ほか「パーキンソン病の運動障害に対する川芎茶調散の効果」日本東洋医学雑誌 51:1087-1091 2001

42) Iwasaki.K.et al the effects of the TreditionalChinese Nedicine Banixaia Houpo Tang on Swallowing Reflex in Parkinsons disease Phytomedicine 7:259-263 2000

24 そのほかの漢方薬の用い方

　ここで紹介した以外にもいろいろな漢方薬の使い方がある．いくつかを紹介する．

　骨粗鬆症の疼痛に対して桂枝加朮附湯（No.18）が有用であった．これは冷えが誘因になっている症例であろう．もちろんアレンドロネート製剤を併用していただきたい．何らかの理由で使えない場合には，低回転型には補中益気湯（No41），高回転型には八味地黄丸（No7）をカルシウム剤・ビタミンD製剤とともに用いる．

　苓桂朮甘湯（No.39）は，VDT作業後の視力低下に効果がある．自律神経調整機能が良いのである．この方剤では心下の動悸を忘れないで用いていただきたい．

　ESWL後の結石排泄に猪苓湯（No.40）を用い，網膜出血・ぶどう膜炎・黄班浮腫に柴苓湯（No.114）を，男性不妊に補中益気湯（No.41）を用いる．これは精子の先端反応を強くする．顔面痙攣に芍薬甘草湯（No.68），ドライアイに人参養栄湯（No.108），放射線治療後の骨髄抑制に十全大補湯（No48），自己血輸血の貯血に十全大補湯（No.48），アルツハイマー型痴呆に当帰芍薬散（No.23）などである[43]．これは病名と証がほぼ一致しているケースである．

　疣贅にはやわらかいものに当帰芍薬散にヨクイニン錠を併用する．硬いものには麻杏薏甘湯がよい．男性更年期にはストレス型には四逆散，これは腹直筋の緊張を目標に用いられたい．肥満型には大柴胡湯，虚弱型には八味地黄丸を用いる．

【参考文献】

43) 木元博「高齢者疾患とEBM PROGRESS IN MEDICINE 」ライフサイエンス 9:2085-2090 2002

memo…

25 まとめ

　いろいろな考え方をもとに漢方薬の用い方を述べてきた．かなり強引な誘導もあるがご容赦いただきたい．結論的には，漢方は先人がいう証がもっとも重要なのである．舌診・脈診・腹診などよく読んでそれから試していただきたい．やっているうちにだんだんにコツがつかめてくるはずである．実か虚か悩んだときにはまず虚証の薬から始めていただきたい．劇的に症状の改善を見るケースが出てくるはずである．そうしたらその症例をもう一度よく診察して，次の症例に活かしていただきたい．漢方薬のもっともよい適応として覚えていただきたいのは

　　　1：交感神経優位の RA
　　　2：COX2 阻害剤としての漢方鎮痛剤
　　　3：交感神経優位のアトピー
　　　4：疼痛を主訴とする自律神経失調症
　　　5：冷えを伴う消化器疾患
　　　6：Th2 が病態の主体となったアレルギー
　　　7：免疫機能の低下を伴う疾患
　　　8：不安の強い漢方オタク

などである．これは現代医学にない漢方独自の働きを有するグループである．その場合にはまず証を見ることをお忘れなく．漢方にも EBM は必要と申し上げたが，実は漢方は NBM（Narrated Based Medicine）なのである．その個々の患者の生活史や生体反応にあわせた学問，それが漢方である．

　　1：自律神経と抗ウイルス作用により主に急性期疾患に用いられるグループ
　　東（血管透過性の変化と自律神経調整）
　桂枝湯（No.45）桂枝・芍薬・大棗・生姜・甘草　　　証：自汗，上腹部動悸

	慢性病への応用	肩こり	桂枝加葛根湯
		喘鳴	桂枝加厚朴杏子湯
芍薬増量群		腹痛	桂枝加芍薬湯
		便秘	桂枝加芍薬大黄湯
		腹痛・ほてり	小建中湯
		腹痛・寝汗	黄耆建中湯
		腹痛・脱肛	当帰建中湯
		皮膚潰瘍	帰耆建中湯
		疼痛	桂枝加朮附湯
		不安	桂枝加竜骨牡蛎湯
		めまい	苓桂朮甘湯
		冷え	当帰四逆加呉茱萸生姜湯

麻黄湯（No.27）麻黄・桂枝・杏仁・甘草　　　証：無汗・浮脈

	慢性病への応用	冷え	麻黄附子細辛湯
		水毒	小青竜湯
		むくみ	越婢加朮湯
		肩こり	葛根湯
		かゆみ	桂麻各半湯
		喘鳴	麻杏甘石湯

北（心機能亢進と末梢血管拡張）

真武湯（No.30）茯苓・芍薬・白朮・生姜・附子　　　証：冷え・沈脈

	慢性病への応用	ショック	四逆散
		疼痛	大防風湯
		疼痛	桂枝加朮附湯
		冷え	修治附子末

西（循環血漿量の増加と抗 IL-6 効果）

白虎加人参湯（No.34）石膏・知母・粳米・甘草・人参　　　証：乾燥・口渇

	慢性病への応用	むくみ	越婢加朮湯
		疼痛	白虎加桂枝湯
		便秘	防風通聖散
		湿疹	消風散
		炎症	桔梗石膏

南（解毒作用と便秘）

大承気湯（No.133）大黄・枳実・芒硝・厚朴　　証：便秘・黄色苔
　　慢性病への応用　　婦人科病　　　桃核承気湯
　　　　　　　　　　　蕁麻疹　　　　茵蔯蒿湯
　　　　　　　　　　　肥満　　　　　防風通聖散

以上は急性病（ウイルス感染）や皮膚病，アレルギー性疾患，慢性疼痛の処方として用いられる．効果がないときには冷えに修治附子末　熱に桔梗石膏エキス，むくみに利水剤（五苓散）　便秘に大黄末を加えると良い．

　2：自律神経・内分泌・免疫の調整　特に Th1/Th2 バランスを整えることで生体防御に働くグループ

A：黄連グループ：消化管の過亢進　嘔気・悪心・心下痞
　　黄連解毒湯（No.15）いらいら・悪心・心下痞・黄色苔
　　半夏瀉心湯（No.14）心下痞・下痢・口内炎・黄色苔
　　三黄瀉心湯（No.113）便秘・黄色苔・アカシジア
　　黄連湯（No.120）酒酔・口内炎・口臭・黄色苔

B：脾虚グループ（参耆剤）：消化管と免疫の機能低下
　　四君子湯（No.75）消化吸収機能低下
　　六君子湯（No.43）嘔気・白色舌
　　補中益気湯（No.41）胃下垂・免疫低下　補剤
　　人参湯（No.32）冷え・心下痞・唾液
　　桂枝人参湯（No.82）冷え・頭痛・動悸
　　呉茱萸湯（No.31）冷え・嘔気・頭痛
　　十全大補湯（No.48）ほてり・疲労・やせ　補剤
　　人参養栄湯（No.108）疲労・咳息切れ・不眠　補剤

C：半夏グループ：消化管の気逆　抗うつ効果
　　半夏厚朴湯（No.16）嘔気・梅核気
　　半夏白朮天麻湯（No.37）頭痛・心下痞
　　小半夏加茯苓湯（No.21）つわり

D: 柴胡グループ：肝胆系抗炎症作用と自律神経調節作用
　小柴胡湯（No.9）胸脇苦満・微熱・消化器症状・白色苔
　大柴胡湯（No.8）大胸脇苦満・便秘・消化器症状・黄色苔
　柴胡加竜骨牡蛎湯（No.12）大胸脇苦満・不安・臍動悸
　柴胡桂枝湯（No.10）胸脇苦満・肝門部圧痛・疼痛を主とする消化器症状
　柴陥湯（No.73）胸脇苦満・咳・胸痛・黄色苔
　柴朴湯（No.96）胸脇苦満・喘息・精神的要因
　柴苓湯（No.114）胸脇苦満・尿蛋白・白色苔・Th1抑制
　柴胡桂枝乾姜湯（No.11）小胸脇苦満・乾燥・不安
　抑肝散（No.54）胸脇苦満・左腹直筋緊張・チック
　抑肝散加陳皮半夏（No.83）胸脇苦満・左腹直筋緊張・うつ
　四逆散（No.35）胸脇苦満・両腹直筋緊張・腹痛・ストレス
　加味逍遥散（No.24）胸脇苦満・ほてり・便秘・更年期
　神秘湯（No.85）胸脇苦満・喘息
　補中益気湯（No.41）小胸脇苦満・胃下垂・補剤

E：利水剤グループ：病理的水滞と脱水
　五苓散（No.17）水逆・口渇・むくみ
　猪苓湯（No.40）泌尿器炎症・排尿困難
　五淋散（No.56）慢性泌尿器炎症
　五積散（No.63）腰痛冷え・顔ののぼせ
　苓桂朮甘湯（No.39）白色苔・めまい・上腹部動悸
　苓姜朮甘湯（No.118）白色苔・腰痛・冷え
　苓甘姜味辛夏仁湯（No.119）白色苔・咳・むくみ

F：滋陰剤グループ（麦門冬・地黄）：内因性コルチゾール増加と循環血漿量増加
　麦門冬湯（No.29）乾燥・咳
　清肺湯（No.90）黄色痰・肺気腫
　滋陰降火湯（No.93）乾燥痰・夜間咳
　滋陰至宝湯（No.94）乾燥咳・精神的ストレス
　六味丸（No.87）臍下不仁・ほてり

八味地黄丸（No.7）臍下不仁・冷え・変形性脊椎症

牛車腎気丸（No.107）臍下不仁・冷え・しびれ

G：駆於血剤：抗プラスミン活性

桂枝茯苓丸（No.25）下腹部圧痛・月経不順・於血スコア

通導散（No.115）下腹部筋緊張・頭痛・のぼせ・不安

当帰芍薬散（No.23）臍左圧痛・冷え・むくみ・切迫流産

温経湯（No.106）ほてり・口渇・高LH血症

女神散（No.67）めまい・ほてり・頭痛・生理前緊張

H：慢性疼痛剤：COX 2阻害剤

麻黄湯（No.27）ウイルス感染急性期疼痛

桂枝二越婢一湯　麻黄が胃腸に触る場合

薏苡仁湯（No.51）亜急性期の筋肉痛

桂芍知母湯（No.55）やせ　関節腫

麻杏薏甘湯（No.78）冷えて後関節痛

大防風湯（No.97）筋肉萎縮

治打撲一方（No.89）抗プロスタグランジン効果

防已黄耆湯（No.20）膝痛　利水剤

I：皮膚科疾患

治頭瘡一方（No.59）乳幼児の頭部湿疹

清上防風湯（No.57）痤瘡

当帰飲子（No.86）乾燥型湿疹

十味敗毒湯（No.6）膿痂疹

J：消化器疾患の漢方治療

機能性胃腸症

胸焼け

→心下振水音（舌白苔）→茯苓飲

うつ・咽頭不快感 →茯苓飲合半夏厚朴湯

食後腹部膨満感 →六君子湯

　　　　　→心下圧痛（舌黄苔）→半夏厚朴湯
胃痛・腹痛
　　　　　→胸脇苦満　（＋）　→柴胡桂枝湯
　　　　　　　　　　　（−）　→安中散
　　　　　→腹直筋緊張（＋）　→体力強い　→四逆散
　　　　　　　　　　　（−）　→体力弱い　→小建中湯
腹部膨満感
　　　　　→舌黄苔→胸脇苦満（＋）→大柴胡湯
　　　　　→舌乾燥→麦門冬湯
　　　　　→腹部の冷え→人参湯
　　　　　→食べ過ぎ→平胃散→嘔気→胃苓湯
　　　　　→飲み過ぎ→茵蔯蒿湯（便秘）・茵蔯五苓散（下痢）
　　　　　→腹部ガス→大建中湯
アトニー型機能性胃腸性
　　　　　→腹部の冷え（＋）→口内炎→人参湯
　　　　　　　　　　　　　　→自律神経失調→桂皮人参湯
　　　　　　　　　　　　　　→習慣性偏頭痛→呉茱萸湯
　　　　　→腹部の冷え（−）→舌白苔（−）→四君子湯
　　　　　　　　　　　　　　　　　　（＋）→六君子湯
過敏性腸症候群
　　　　　→腹直筋緊張　（＋）→下痢→桂枝加芍薬湯
　　　　　→便秘→桂枝加芍薬大黄湯
　　　　　　　　　　（−）→香蘇散
腹部膨満感
　　　　　→舌黄苔→胸脇苦満(＋)→大柴胡湯
　　　　　→舌乾燥→麦門冬湯
　　　　　→腹部の冷え→人参湯
　　　　　→食べ過ぎ→平胃散→嘔気→胃苓湯
　　　　　→飲み過ぎ→茵蔯蒿湯(便秘)・茵蔯五苓散(下痢)
　　　　　→腹部ガス→大建中湯過敏性腸症候群
　　　　　→腹直筋緊張(＋)→下痢→桂枝加芍薬湯
　　→便秘→桂枝加芍薬大黄湯

　　　　　　　　(－)→香蘇散

K：心身症と漢方薬

自律神経失調症
　　　　　　　→腹部冷え・胃腸虚弱→桂枝人参湯
　　　　　　　→胸脇苦満・腹痛→柴胡桂枝湯
　　　　　　　→腹部動悸・不安発作→桂枝湯 G
　　　　　　　→腹痛・ストレス→四逆散
　　　　　　　→更年期・顔のほてり→加味逍遙散
　　　　　　　→チック・顔面痙攣→抑肝散
 不安障害
　　　　　　　→ CP 内服中・便秘→大承気湯
　　　　　　　→アカシジア→三黄瀉心湯
　　　　　　　→イライラ・舌黄苔→黄連解毒湯
　　　　　　　→不安・うつ→胸脇苦満→柴胡加竜骨牡蛎湯
　　　　　　　→不安・うつ→腹直筋緊張→柴胡加竜骨牡蛎湯
不眠→乾燥→酸棗仁湯
　　　　　　　→胃腸虚弱→加味帰脾湯
　　　　　　　→寝ぼけ→甘麦大棗湯
うつ傾向
　　　　　　　→イライラ・チック→抑肝散加陳皮半夏
　　　　　　　→咽頭部不快感→半夏厚朴湯
　　　　　　　→めまい→半夏白朮天麻湯
　　　　　　　→更年期・めまい→女神散
　　　　　　　→胃腸虚弱→香蘇散
　　　　　　　→月経痛・便秘→通導散湯

参考文献

1) 徳島大・尾形ら「ラット卵巣細胞培養系におけるケモカイン産生の及ぼす温経湯の効果に関する検討」婦人科漢方研究のあゆみ　2002　No19　pp.128-131
2) 藤平健著『漢方腹診講座』緑書房　1990年
3) 寺澤捷年著『和漢診療学』医学書院　1990年　pp.92-100
4) 寺澤捷年著『和漢診療学』医学書院　1990年　pp.88-91
5) 八木田旭邦著『新免疫療法でガンを治す』1999年
6) 安保徹著『未来免疫学』インターメヂカル社　1999年
7) 巽浩一郎著「呼吸器疾患漢方治療のてびき」2006年
8) 相良祐輔ら『癌治療における漢方の役割』ライフ・サイエンス社　2001年
9) 北島政樹著『癌治療と漢方の位置付け』T-webs　No.6　臨床情報センター
10) 汐田剛史著『小柴胡湯の肝発癌抑制作用』漢方医学　No.6　2002　Vol26
11) 安保徹著『医療が病をつくる』岩波書店　2002年
12) 岐阜大・丹羽ら「マウス子宮内膜発癌におけるcyclooxygenae-2発現と十全大補湯による抑制効果」産婦人科漢方研究のあゆみ　2002　No19　pp.123-126
13) 馬場駿吉ら『小青竜湯の通年性鼻アレルギーに対する効果』耳鼻臨床　88:389-405　1995
14) 日本大・早川ら「漢方薬はTr1細胞を誘導する」産婦人科漢方研究のあゆみ　2001　No18　pp.71-74
15) 松本純夫『再発防・転移を防止する薬』癌治療最前線　Vol12 1 2003
16) 群馬大・土橋ら　methods Find Exp Clin Pharm 24
17) Goto. H. et al: Clinical evaluation of the effect of Daio on the

progression of Diabetic Nephropathy with overt proteinuria AM, J. Chin. Med.

18) 和歌山県立大・田中ら「桂枝茯苓丸療法中の子宮内膜症患者血清がヒト子宮内膜間質細胞培養系に及ぼす効果」産婦人科漢方研究のあゆみ 2002 No19 pp.117-119

19) 徳島大・尾形ら「ラット卵巣細胞系におけるケモカイン産生に及ぼす温経湯の効果に関する検討」産婦人科漢方研究のあゆみ 2002 No19 pp.128-131

20) 東京大・金井ら「当帰芍薬散・柴苓湯の自己免疫性習慣流産に対する効用（Th1/Th2サイトカインバランスの観点より）」産婦人科漢方研究のあゆみ 2002 No19 pp.78-80

21) 大阪医大・後山ら「更年期不定愁訴例におけるサイトカインの動態と漢方製剤投与による変動」産婦人科漢方研究のあゆみ 2002 No19 pp.96-99

22) 岐阜大・丹羽ら「マウス子宮内膜発癌におけるcyclooxygenas-2発現と十全大補湯による抑制効果」産婦人科漢方研究のあゆみ 2002 No19 pp.123-126

23) 和歌山県立大・中島ら「挙児希望の重症月経困難症患者に対する排卵誘発療法：芍薬甘草湯／当帰芍薬散交互周期的投与療法」産婦人科漢方研究のあゆみ 2002 No19 pp.71-73

24) 江部洋一郎著『経方医学』東洋学術出版社 1998年

25) Uemura. T. et al N. Englnd. J. Med 345(11) 784-789 2001

26) 山田和男著『実践漢方医学』星和書店 1997年

27) 村松睦著『対比で学ぶ漢方入門』たにぐち書店 1998年

28) 神奈川歯科大・菅谷『神経細胞と漢方薬　てんかんのメカニズム研究』ミクロスコピア 7:1992

29) Iwasaki. K. et al A traditional Chinese harbal medicine Banxia Houpo Tang improves swallowing reflex Phytomedicine 6(2) 103-106：1999

30) 小川勇『高血圧疾患疾患に対する柴胡加竜骨牡蛎湯の効果』漢方診療 12：1993

31) 古賀摂ほか「高血圧症患者の自覚症状に対するツムラ釣藤散の効果」漢方医学 15：95-99 1991

32) 矢久保修嗣ほか「木防巳湯による心不全改善の検討」和漢医薬雑誌 15：414-415　1998

33) 山野繁ほか「大柴胡湯の血清脂質代謝および総頸動脈血流動態に対する効果」和漢医薬雑誌　11：38-43　1994

34) 吉田真美ほか「内臓肥満型糖尿病患者に対する防巳黄耆湯の効果」日本東洋医学雑誌　49：249-256　1998

35) 岡博子「小柴胡湯による肝発癌抑制」臨床消化器内科　13：1525-1530　1998

36) 中島修ほか「小柴胡湯によるC型慢性肝炎から肝硬変への進展抑制効果」臨床と研究　76（5）：1008-1016　1999

37) 辻芳郎ほか「小児アトピー性皮膚炎にたいする補中益気湯の臨床効果の検討」臨床と研究　70：4012-4021

38) 木村格ほか「脳卒中に伴う慢性頭痛の漢方療法」痛みと漢方　3：36-40　1993

39) Itoh.T.et al Effects of Keisi-Bukuryougan and Trapidil on the Microcircuration in patients with carebro-spinal Vascular disease 和漢雑誌

40) 牛久保行雄ほか「脳血管障害に対する黄連解毒湯の効果と脳血流の定量的評価」新薬と臨床　47：60-67　1998

41) 静間奈美ほか「パーキンソン病の運動障害に対する川芎茶調散の効果」日本東洋医学雑誌　51：1087-1091　2001

42) Iwasaki.K.et al the effects of the TreditionalChinese Nedicine Banixaia Houpo Tang on Swallowing Reflex in Parkinsons disease Phytomedicine 7:259-263 2000

43) 木元博「高齢者疾患とEBM　PROGRESS　IN　MEDICINE」ライフサイエンス　9：2085-2090　2002

<著者紹介>

水嶋　丈雄　（みずしま　たけお）

　1955年京都生まれ。1981年大阪医科大学卒業。西洋医学を学ぶ傍ら、1978年頃より鍼灸治療の世界的権威である兵頭正義教授に師事し、東洋医学を学ぶ。1981年より長野県厚生連佐久総合病院に勤務。外科・整形外科・内科などで診療に当たる。1988年中国・北京中医学院、中日友好病院に留学。1989年より佐久東洋医学研究所医長として漢方治療、鍼灸治療に従事する。日本東洋医学会指導医。1998年水嶋クリニック開業。

<著書>

『元気が出る漢方食』(信海出版)、『気功で治す特効手もみ治療』(家の光協会)、『アタック！アトピー』(金羊社)、『かんたんらくらくツボ・マッサージ』(東林出版)、『ハタケシメジ　ガン臨床治験リポート』(現代書林)、『奇跡のアトピー自然療法』(実業之日本社)、『パーキンソン病を治す本』(マキノ出版)、『免疫革命　実践編』(共著、講談社インターナショナル)、『つめもみ！』(マキノ出版)、「鍼灸医療への科学的アプローチ」(三和書籍)

医家のための東洋医学入門
現代医学における漢方製剤の使い方

2006年7月25日　初版発行

著者　水嶋　丈雄
©2006　T.mizushima

発行者　高橋　考

発行　三和書籍 Sanwa co.,Ltd.

〒112-0013　東京都文京区音羽2-2-2
電話 03-5395-4630
FAX 03-5395-4632
郵便振替 00180-3-38459
http://www.sanwa-co.com/

印刷／製本　新灯印刷株式会社

乱丁、落丁本はお取替えいたします。定価はカバーに表示しています。
本書の一部または全部を無断で複写、複製転載することを禁じます。

ISBN4-86251-001-9　C3047　Printed in Japan

三和書籍の好評図書

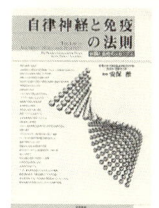

本書を読まずして安保理論は語れない！

自律神経と免疫の法則——体調と免疫のメカニズム

新潟大学教授 **安保 徹** 著

B5／並製／250ページ／本体6,500円＋税

好評発売中

Contents
1.気圧と疾患（虫垂炎）／2.白血球膜上に発現する自律神経レセプターと白血球の生体リズム／3.感染による白血球の変化, そして体調／4.神経, 内分泌, 免疫系の連携の本体／5.新生児に生理的に出現する顆粒球増多と黄疸の真の意味／6.胃潰瘍発症のメカニズム／7.妊娠免疫の本体／8.ストレス反応の男女差そして寿命／9.アレルギー疾患になぜかかる／10.癌誘発の体調と免疫状態／11.東洋医学との関連／12.骨形成と免疫の深い関係／13.免疫システムと女性ホルモン／14.自己免疫疾患の発症メカニズム／15.担癌患者とNK細胞／16.ストレス, 胸腺萎縮, 回復時の自己反応性T細胞の産生／17.副腎の働き／18.ステロイドホルモン剤の副作用の新しい事実／19.リンパ球はなぜ副交感神経支配を受けたか／20.負け体質のメカニズム／21.臓器再生, 免疫, 自律神経の同調／22.尿中カテコールアミン値と顆粒球そして血小板／23.老人の免疫力／24.内分泌撹乱物質の免疫系への影響／25.妊娠前の免疫状態と不妊／26.免疫系の年内リズム／27.アトピー性皮膚炎患者のためのステロイド離脱／28.腰痛, 関節痛, そして慢性関節リウマチの治療／29.再び, 胃潰瘍, アトピー性皮膚炎, 慢性関節リウマチについて／30.膠原病, 自己免疫病に対するステロイド治療の検証

鍼灸学術の集大成、空前絶後の作品！

東洋医学古典 完訳 鍼灸大成 上・下巻

楊継洲 著　淺野周 訳

四六判・上製・約一四〇〇頁 上下巻セット定価二五,〇〇〇円（税込）
（上巻…一〜五巻、下巻…六〜十巻）

好評発売中

本書は明代末期に完成した鍼灸書の集大成で、後にも先にも、これを上回る本はないといわれている空前絶後の作品です。明代末（一六〇一年）に刊行されて以来、清代に28回、民国時代に14回、現代中国や台湾になってから何回も刊行されており、六〜八年に一度は新版が出されるという大ベストセラー本です。

推薦　水嶋クリニック　**水嶋丈雄**

『鍼灸大成』は古典でありながら現代医療においてもまったく遜色がない内容です。鍼灸に携わる者として必ず目を通しておかなければいけないバイブルです。

著者の楊継洲（一五二二〜一六一九）は浙江衢県人、祖父は太醫〔皇帝の御殿医〕であり、楊氏自身も長期にわたり大醫院で40年以上在職した。鍼灸に熱心にして、『鍼灸聚英』などの文献を集め、自分の臨床経験を加えて成書となった。原稿が出来上ったら、趙文炳、靳賢、黄鎮庵らが整理、資金援助し、一六〇一年に刊行された。

明代以前の鍼灸学術をまとめた本書は、とりわけ鍼灸歌賦を多く収録し、経穴の名称や位置、図を加えているだけでなく、歴代の鍼操作手法をはっきりさせ、「楊氏補瀉十二法」などにまとめてあり、さらに各種疾患の配穴処方と治療過程を記している。『鍼灸大成』は、中国だけでなく、世界的に影響を与え、現在では英語、ドイツ語、フランス語、などの訳本がある。

三和書籍の好評図書

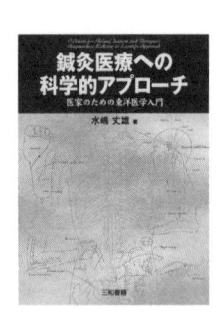

鍼灸医療への科学的アプローチ
<医家のための東洋医学入門>

水嶋丈雄著
B5判　上製本　120頁　3,800円+税

本書は、これまで明らかにされてこなかった鍼灸治療の科学的な治療根拠を自律神経にもとめ、鍼灸の基礎的な理論や著者の豊富な臨床経験にもとづいた実際の治療方法を詳述している。現代医療と伝統医療、両者の融合によって開かれた新たな可能性を探る意欲作！

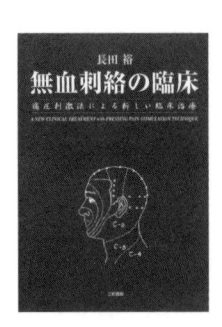

無血刺絡の臨床
<痛圧刺激法による新しい臨床治療>

長田　裕著
B5判　上製本　307頁　11,000円+税

本書は「白血球の自律神経支配の法則」を生み出した福田・安保理論から生まれた新しい治療法である「無血刺絡」の治療法を解説している。薬を使わず、鍼のかわりに刺抜きセッシを用いて皮膚を刺激する。鍼治療の本治法を元に、東洋医学の経絡経穴と西洋医学のデルマトームとを結びつけ融合させた新しい髄節刺激理論による新治療体系。

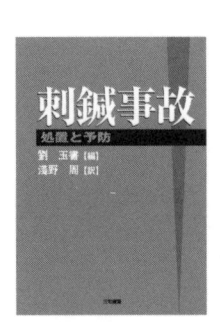

刺鍼事故
<処置と予防>

劉玉書[編]、淺野周[訳]
A5判　並製　406頁　3,400円+税

誤刺のさまざまな事例をあげながら、事故の予防や誤刺を起こしてしまったときの処置の仕方を図入りで詳しく説明。鍼灸医療関係者の必読本！「事故を起こすと必ず後悔します。そして、どうしたら事故を起こさなくて効果を挙げられるか研究します。事故を起こさないことを願って、この本を翻訳しました」

（訳者あとがきより一部抜粋）